스탠퍼드식
최고의 피로회복법

스탠퍼드식
최고의 피로회복법

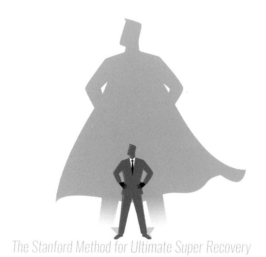

The Stanford Method for Ultimate Super Recovery

야마다 도모오 지음 | **조해선** 옮김

비타북스

한국의 독자 여러분께

"몸이 가벼워졌어요!"

"몸의 중심이 잡히고 허리 통증이 사라졌어요!"

"헬스장에 가거나 달리기를 하면 몸이 뻐근했는데, 완전히 회복된 것처럼 가뿐해요."

이 책을 읽은 일본 독자들의 감상이다. 인연이 닿아 바다 건너 한국 독자들의 피로 해소에도 도움을 줄 수 있다고 생각하니 매우 기쁘다.

나는 지금 미국 스탠퍼드 대학교(이하 스탠퍼드) 스포츠의학센터에서 트레이너로 일하면서 소속 선수들의 부상 치료와 예방뿐 아니라 피로 개선에 힘쓰고 있다. 이 책에서 소개할 피로 예방법과 해소법은 인체 구조에 바탕을 두고 스탠퍼드의 과학 검증을 마친 프로그램이다. 따라서 누구에게나 적용할 수 있다. 덕분에 일본에서도 20만 명이 넘는 독자가 이 책을 읽은 것이라 생각한다.

그런데 이렇게 많은 독자들이 나의 책에 공감한다는 것은 그만큼 많은 사람이 피로에 시달린다는 의미라 해석할 수 있다. 사실 피로의 문제는 어느 나라든 마찬가지일 것이다.

특히 한국은 일본 못지않은 치열한 경쟁 사회다. 나는 미국에서 보낸 유학 시절부터 스탠퍼드에서 근무하고 있는 지금까지 많은 한국 친구들과 함께 지냈다. 덕분에 한국은 나에게 익숙한 곳일 뿐 아니라 세계에 자랑할 만한 훌륭한 문화를 보유한 나라라는 사실을 잘 알고 있다.

하지만 그와 동시에 한국 사회에서 살아남기 위해서는 어린 시절부터 치열한 시간을 보내야 한다는 사실 역시 수없이 들어왔다. 많은 사람이 스트레스에 시달리고 있으며 일본 못지않게 수면 시간이 짧은 나라라고 말이다. 아마 한국에도 일본만큼 피로에 시달리는 사람이 많을 것이라 짐작한다.

그렇기에 한국의 독자들에게 반드시 전하고 싶은 말이 있다.

피로는 결코 어쩔 수 없는 일이 아니다. 방법을 알고 있다면 피로는 충분히 예방할 수 있고 해소할 수 있다.

지금부터는 세계 최고의 대학인 스탠퍼드에서 과학적으로 검증하고 활용하고 있는 다양한 피로회복 전략을 살펴볼 것이다. 내가 소개할 방법이 한국이라는 근사한 문화를 가진 나라에 뿌리내리고 이로 인해 많은 사람이 도움 받는다면 나로서는 더할 나위 없이 기쁠 것이다.

이 책으로 말미암아 그 무엇에도 방해받지 않고 언제든 자신이 가진 능력을 마음껏 발휘할 수 있는 건강한 몸을 만들 수 있기를 바란다.

세계 최강
스포츠의국이 공개하는
'피곤하지 않는 몸' 만들기

"쉽게 지치지 않고 즉시 회복할 수 있는 몸을 만들기 위해서는 어떻게 해야 할까?"

이 책은 이 물음에 대한 답이다.

세계 최고 명문 스탠퍼드 대학교의 과학적 지식.

전미 최강의 스탠퍼드 선수들이 직접 실천하는 회복법.

나는 이 둘을 결합한 스탠퍼드 최고의 노하우가 담긴 피로 전략을 정리했다.

- 하루 종일 나른하다.

- 몸이 무겁다.

- 피로가 해소되지 않는다.

- 이전보다 피곤하다고 느낀다.

바쁘게 돌아가는 현대사회에서 피로를 느끼지 않는 사람은 아마 아무도 없을 것이다. 쉽게 지친다거나 피로가 풀리지 않는 등 피로에 관한 고민은 매우 다양하고 우리의 일상생활과 매우 밀접하게 관련되어 있다.

하지만 바쁘다거나 나이가 들었다는 이유로 상쾌한 일상을 포기할 필요는 없다. 피로는 결코 어쩔 수 없는 일이 아니다. 올바른 방법을 알고 실천하면 피로를 예방할 뿐 아니라 피로회복의 효과도 높일 수 있다.

실제로 나는 모두에게 도움이 될 만한 피로회복법을 알리기 위해 이 책을 썼다. 내가 소개할 방법들은 현재 스탠퍼드 스포츠의학센터에서 활용하는 것들이며 최신 스포츠의학 지식을 포함한 것이다.

아무것도 하지 않으면 피로는 계속 쌓여갈 뿐이다. 이렇게 축적된 피로는 부상이나 질병을 일으키는 주요 요인이 된다. 만성피로든 일시적인 피로든, 피로는 반드시 해소해야 하는 것이다. 이 책은 방치하면 점점 쌓이는 피로에 맞서, 이른바 '항抗 피로 체질'이 되는 것을 목표로 한다. 책에서 제안하는 방법을 꾸준히 실천한다면 누구나 '지치지 않는 건강한 몸'을 만들 수 있을 것이다.

올림픽 메달의 22%를 스탠퍼드가 딸 수 있었던 이유

"스탠퍼드는 최고 엘리트만 갈 수 있는 명문 대학이죠?"

나는 종종 이런 종류의 질문을 받곤 한다. 스탠퍼드가 위치한 캘리포니아주의 실리콘밸리가 유명해지자 스탠퍼드 역시 과학의 명문이라는 인식이 정착한 모양이다.

영국 대학평가기관 《타임스고등교육》Times Higher Education이 발표한 2018 세계대학순위에서 세계 1위 대학은 영국 옥스퍼드 대학교가, 2위는 영국 케임브리지 대학교가 차지했으며 스탠퍼드는 미국 캘리포니아 공과대학교와 나란히 3위에 올랐다. 미국 3대 시사 주간지 중 하나인 《유에스 뉴스 앤드 월드 리포트》U.S.News & World Report가 발표한 세계대학순위에서도 스탠퍼드는 1위인 미국 하버드 대학교와 2위인 미국 매사추세츠 공과대학교에 이어 3위를 차지했다. 이러한 조사 자료만 보아도 스탠퍼드가 최고의 두뇌가 모인 세계적인 명문 대학이라는 사실은 분명해 보인다.

하지만 '똑똑한 엘리트'라는 이미지는 어디까지나 스탠퍼드의 일면일 뿐이다. 미국인들은 스탠퍼드를 '문무를 겸비한 대학'으로 인식한다. 학문뿐 아니라 스포츠 명문으로도 유명하기 때문이다. 스탠퍼드에는 야구, 농구, 수영, 테니스, 미식축구 등 다양한 분야의 프로급 선수들이 모여 있다.

2012년 영국 런던 올림픽에서 스탠퍼드 소속 선수 40명이 금메달 12개를 목에 걸었다. 2016년 브라질 리우데자네이루 올림픽에서는 27개의 메달이 스탠퍼드 학생의 가슴에서 빛났다. 리우 올림픽에서 미국이 딴 메달은 모두 121개로, 스탠퍼드 선수들이 미국 전체 메달의 22%를 따낸 셈이다.

나는 현재 스탠퍼드 수영팀의 전속 트레이너로 활동하고 있다. 이 책을 집필하는 동안 미국 오하이오주에서 미국대학수영선수권대회가 열렸는데, 이곳에서 스탠퍼드 여자 수영팀은 5번의 미국 신기록 경신, 개인 13종목 중 8종목 우승, 계영 5종목 전승이라는 놀라운 성적을 거두었다. 그야말로 '미국 최강의 팀'이라는 이름에 걸맞은 활약상을 보여주었다.

미국에는 미국대학체육협회National Collegiate Athletic Association(이하 NCAA)라는 조직이 있다. NCAA에서는 매년 야구, 농구, 테니스, 미식축구, 육상, 수영 등 24개 종목의 성적을 종합평가해 어느 대학이 가장 우수한지 결정한다. 미국 내 대학이 1년 동안 경기를 치르고 얻

스탠퍼드 선수들이 올림픽에서 딴 메달 수는 국가급

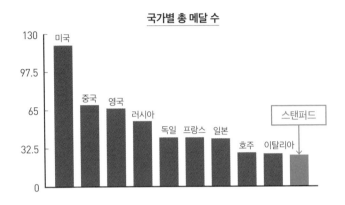

국가별 총 메달 수

⚠ 스탠퍼드가 한국(21개)보다 많은 27개의 메달을 따냈다.

어낸 승점에 따라 각 대학의 순위가 정해지는데, 스탠퍼드는 1994년부터 2017년까지 23년 연속 종합 1위를 차지했다.

스탠퍼드는 여러 종목에서 수많은 프로선수를 배출하기도 했다. 메이저리그 선수인 마이크 무시나Michael Cole Mussina, 잭 맥도웰Jack Burns Mcdowell을 비롯해 2017년 메이저리그 월드챔피언 자리에 오른 휴스턴 애스트로스의 감독 A. J. 힌치A.J. Hinch 역시 스탠퍼드 출신이다. 현재 메이저리그에서 활약하고 있는 선수 중 존 메이베리 주

미국대학체육협회(NCAA) 랭킹

연도	1위	2위
1993~94	노스캐롤라이나 대학교	스탠퍼드 대학교
1994~95	스탠퍼드 대학교	노스캐롤라이나 대학교
1995~96	스탠퍼드 대학교	UCLA(캘리포니아 대학교 로스앤젤레스)
1996~97	스탠퍼드 대학교	노스캐롤라이나 대학교
1997~98	스탠퍼드 대학교	노스캐롤라이나 대학교, 플로리다 대학교(동점)
1998~99	스탠퍼드 대학교	조지아 대학교
1999~00	스탠퍼드 대학교	UCLA
2000~01	스탠퍼드 대학교	UCLA
2001~02	스탠퍼드 대학교	텍사스 대학교
2002~03	스탠퍼드 대학교	텍사스 대학교
2003~04	스탠퍼드 대학교	미시간 대학교
2004~05	스탠퍼드 대학교	텍사스 대학교
2005~06	스탠퍼드 대학교	UCLA
2006~07	스탠퍼드 대학교	UCLA
2007~08	스탠퍼드 대학교	UCLA
2008~09	스탠퍼드 대학교	노스캐롤라이나 대학교
2009~10	스탠퍼드 대학교	플로리다 대학교
2010~11	스탠퍼드 대학교	오하이오 주립 대학교
2011~12	스탠퍼드 대학교	플로리다 대학교
2012~13	스탠퍼드 대학교	플로리다 대학교
2013~14	스탠퍼드 대학교	플로리다 대학교
2014~15	스탠퍼드 대학교	UCLA
2015~16	스탠퍼드 대학교	오하이오 주립대학교
2016~17	스탠퍼드 대학교	오하이오 주립대학교

❗ 23연패 중인 미국의 절대 강자, 스탠퍼드!

니어John Maberry Jr., 제드 라우리Jed Carlson Lowrie, 카를로스 쿠엔틴Carlos Jose Quentin은 학부 시절 나를 거친 선수들이다.

스탠퍼드의 농구팀 역시 내가 오랫동안 담당했는데, 쌍둥이 형제인 브룩 로페즈Brook Lopez와 로빈 로페즈Robin Lopez를 비롯해 랜드리 필즈Landry Fields, 앤서니 브라운Anthony Browne, 드와이트 파월Dwight Powell 모두 스탠퍼드를 거쳐 NBA에 스카웃되어 활약하고 있다. 미식축구에서도 여러 뛰어난 선수를 프로 세계로 내보냈음은 물론이다.

스탠퍼드의 스포츠팀은 종목과 시대를 불문하고 압도적으로 강하다. 이것이 미국의 강호, 스탠퍼드의 모습이다. 그리고 이러한 결과를 만들어낼 수 있었던 것은 철저하게 인체 구조에 입각한 피로회복법을 실천했기 때문이다.

부상과 피로에 찌든 선수들은 어떻게 회복하는가?

나는 스탠퍼드 스포츠의학센터의 디렉터로서 센터의 방향성과 비전을 정하고 23명의 직원을 총괄한다. 동시에 현역으로 활동하고 있는 선수들의 트레이너로서 2020년 도쿄 올림픽을 목표로 수영팀을 전속 관리하고 있다.

선수를 관리하는 애슬레틱 트레이너의 가장 중요한 역할은 한

마디로 '예방'이다. 시즌 내내 선수가 부상을 입거나 심리적인 문제에 시달리지 않도록 컨디션을 관리해 실제 경기에서 완벽한 실력을 발휘할 수 있도록 돕는 것이 트레이너의 사명이다. 물론 선수의 부상을 치료하고 복귀를 목표로 한 재활치료는 물론, 피로가 쌓인 선수들을 돌보는 신체 관리도 빼놓을 수 없다.

미국에서 트레이너로 활동하기 위해서는 미국선수트레이너협회Natioinal Athletic Trainers Association(이하 NATA)에서 주관하는 자격시험을 통과해야 한다. 이 시험을 통과한 사람만이 공식적인 국가대표의 트레이너로서 활동할 수 있다. 지금은 시험에 응시하려면 대학 졸업장만으로 충분하지만, 2022년부터는 대학원 졸업으로 자격 요건이 조정된다. 즉, 미국에서 국가대표의 트레이너가 되기 위해서는 현장에서 기른 '기술과 실무 능력'뿐 아니라 '과학적 지식'과 높은 수준의 '일반교양'은 물론 '사고력'까지 갖춰야 하는 것이다.

스포츠의학센터는 나날이 진보하고 있으므로 응시 자격을 높이는 것은 적극적으로 환영할 일이다. 이곳에서는 국가대표의 트레이너와 코치, 의료 전문가, 영양사 등이 모두 한 팀이 되어 활약한다. 따라서 그들의 지식을 흡수하고 현장에서 직접 실천하는 역할도 함께 요구된다.

나는 10대부터 프로 스키선수로 활동하다 24살에 현역에서 은퇴한 이후 스포츠의학에 뜻을 두고 미국 유학길에 올랐다. 내가 미국으로 떠난 26년 전만 해도 아직 일본에는 스포츠의학을 배울 만한 환경이 마련되어 있지 않았기 때문이다. 나는 산호세 주립대학교 대학원에서 스포츠의학과 스포츠경영을 배운 뒤, 1999년에 트레이너 국가자격을 취득했다. 이후 2000년에 캘리포니아주의 산타클라라 대학교에서 일하다가 2002년에 스탠퍼드의 트레이너로 취임했다. 그로부터 16년 동안 장거리달리기, 농구, 골프, 야구, 수영 등 여러 분야의 수많은 선수를 지원해왔다.

현재 내가 담당하는 여자 수영팀에는 케이티 러데키Katie Ledecky 선수가 소속되어 있다. 그녀는 2012년 런던과 2016년 리우 올림픽에서 금메달 5개를 획득했으며 세계수영선수권대회에서 차지한 메달까지 합산하면 금메달 19개와 은메달 2개를 보유한 압도적인 세계 챔피언이자 수영의 여왕이다.

실제로 스탠퍼드에는 러데키 선수처럼 고등학교 재학 시절부터 각광받던 선수들이 적지 않다. 고등학교 졸업 전부터 메이저리그의 러브콜을 받고 거액의 계약금을 제시받았음에도 스탠퍼드로 진학한 야구선수도 있다.

대학 재학 중 프로팀으로부터 입단 권유를 받는 일도 비일비재하다. 미식축구선수인 앤드루 럭Andrew Luck 선수 역시 대학 3학년 때 미식축구프로리그NFL의 드래프트 1순위로 지명되었으나 '추정 금액 400억 원 이상'의 계약금을 거절하고 학문의 길을 택했다. 그는 대학에 남기로 결정한 뒤 이렇게 말했다.

"이곳의 동료들이 나를 끊임없이 성장하게 합니다. 나는 이곳에서 인간적으로 더욱 성숙하기를 바라요. 그리고 미래에는 건축가가 되기를 꿈꿉니다."

이처럼 운동뿐 아니라 학문적으로도 뛰어나고 훌륭한 인격까지 갖춘 젊은이를 만날 때마다 나는 크나큰 보람을 느낀다. 그와 동시에 그들의 건강을 책임지고 있는 나의 직업적 사명과 책임의 무게를 다시 한 번 실감한다.

스탠퍼드의 트레이너로 활동하는 한 선수의 몸을 지키기 위해서 단 한 순간도 방심해서는 안 된다. 또한 다양한 상황에 대비할 수 있는 예방책을 미리 마련해두어야 한다. 선수 생명을 위협하는 크고 작은 부상을 방지하고 피할 수 없는 충돌로 인한 뇌진탕 증상에 대한 대책도 마련해야 한다. 다시 말해 운동선수의 트레이너는 선수를 담당하고 있는 코치와 의료진, 영양사들과 협력해 부상이나 사고를 예방하고 부상을 입었을 경우를 대비한 복귀 프로그램 등을 종합적으로 마련하고 실천해야 한다.

피로 예방과 회복을 동시에

그렇다면 다치지 않는 몸을 만들려면 어떻게 해야 할까?

부상에서 즉시 회복 가능한 몸을 만들기 위해서는?

이 두 가지 물음과 선수 관리는 떼려야 뗄 수 없는 관계에 있다. 스포츠의학센터에서는 매일같이 이 두 질문에 대한 답을 찾기 위해 최선을 다하고 있다. 그리고 최근, 이러한 문제를 해결하기 위해 특히 주목하는 대상은 다름 아닌 '피로'다. 피로가 쌓이면 부상은 물론이고, 선수라면 절대 맞닥뜨리고 싶지 않은 다음의 세 가지 상황을 초래하기 때문이다.

- 피곤하면 제 실력을 발휘할 수 없다.
- 피곤하면 시합에서 이길 수 없다.
- 피곤하면 부상으로 이어지기 쉽다.

따라서 피로 예방은 무엇보다 중요하다.

하지만 프로 스포츠의 세계는 그야말로 가혹하기 때문에 현실적으로 피로를 100% 예방하는 것은 불가능한 일이다. 아무리 젊고 신체 능력이 뛰어난 선수라도 강도 높은 훈련을 마치고 나면 반드시 피로를 느낀다.

특히 스탠퍼드는 스포츠 팀에 소속된 학생들에게도 높은 성적을 요구하는 것으로 유명하다. 더군다나 '연습 중에는 수업을 빠져도 좋다'는 식의 특례도 없다. 따라서 스탠퍼드의 많은 선수들은 매일 고된 연습을 3~4시간씩 해내고 새벽까지 도서관에서 공부한다. 원정경기가 있는 날이면 1~3시간이나 시차가 있는 다른 지역으로 이동해야 할 때도 있다. 피곤하지 않을 수가 없는 것이다.

그러므로 피로 예방 못지않게 중요한 것이 바로 빠르게 피로를 해소하는 것이다. 매일 반복하는 고된 훈련과 학업으로 인한 피로를 그때그때 풀어주지 않으면 피로의 예방은 고사하고 만성피로에 시달리게 된다. 말 그대로 쉽게 피로해지는 몸이 되고 마는 것이다.

그래서 스탠퍼드에서는 언제나 피로의 예방과 해소를 동시에 해결할 수 있는 대책을 마련하기 위해 고심하고 있다.

스탠퍼드의 선수들은 피로를 예방하고 해소해나가는 과정을 반복하면서 '피로에 강한 몸'을 만든다. 이는 운동선수뿐 아니라 바쁜 일상을 보내는 우리 모두가 바라는 이상적인 모습일 것이다. 스탠퍼드에서 실시하고 있는 피로와 관련한 프로그램은 모두 인체 메커니즘에 따라 설계되었다. 따라서 모든 사람에게 효과적이다.

'스트레칭 동작이나 사진이 많았으면 좋겠다'거나 '간단히 할 수 있는 체조를 배우고 싶다'거나 '뭐든 효과적인 방법을 구체적으로 알고 싶다' 등 다양한 독자의 바람이 있을 것이라 생각한다.

하지만 반드시 명심해야 할 점은 '기초지식이 뒷받침되지 않은 실천은 위험하다'는 것이다. 항간에서 좋다고 말하는 방법도 실제로 해보면 아무런 효과를 보지 못할 때가 더 많다. 심지어는 몸을 단련하기는커녕 건강을 해치는 경우도 있다.

특히 최근에는 많은 이들이 스스로의 건강에 매우 높은 관심을 가지고 있다 보니 오히려 온갖 다양한 건강법들이 쏟아져 나온다. 그렇기 때문에 더더욱 나에게 맞는 올바른 방법을 고르는 '눈'을 키워야 한다. 그리고 이를 위해서는 과학적인 의미에서 '피로의 정체'를 파악할 필요가 있다.

올바른 지식과 실천 가능한 노하우를 바탕으로 피로에 강한 몸을 만들자. 나는 이 책을 통해 스트레칭이나 체조 같은 실천법은 물론 과학적인 근거와 지식을 함께 전할 것이다.

마인드셋, 하드워크, 그리고 피로회복

진정으로 피로에 강한 몸을 만들기 위해서는 과학 이론과 자료를 바탕으로 효과를 검증받은 올바른 방법만을 활용해야 한다. 그리고 이것이 스탠퍼드 스포츠의학센터의 확고한 기본 방침이다.

일류 선수를 관리하면서 검증되지 않은 방법을 시도할 수는 없다. 수억 달러 이상의 가치를 갖는 선수에게 '이유는 모르겠지만 천천히 심호흡하면 상태가 나아질 것이다'와 같은 수준의 관리는 있을 수도 없고 있어서도 안 된다.

그래서 우리는 선수를 트레이닝할 때 세 가지 기본을 중시한다. 마인드셋mindset, 하드워크hard work, 회복recovery이다.

- **MINDSET** 목표를 설정하고 검증받은 지식을 수집한 다음, 목표를 달성하기 위해 지혜를 짜낸다.
- **HARD WORK** 최선을 다해 훈련과 경기에 임한다.
- **RECOVERY** 회복을 위한 시간을 갖는다.

이 책 역시 위의 세 가지 기본 원리를 따랐다.

트레이너로 약 20년을 살아오면서 가장 절실히 깨달은 사실은 '피로란 신경과 몸의 연계가 무너져서 생기는 현상'이라는 것이다.

피로는 단순히 근육이나 관절만의 문제가 아니다. 피로에 강한 몸을 만들기 위해서는 '뇌과학'도 알아야 하고 신경에 중대한 영향을 미치는 '호흡'의 중요성도 간과해서는 안 된다. 그뿐 아니라 철저한 식단 관리를 위한 '영양학'도 필요하다. 따라서 스탠퍼드 스포츠의학센터에서는 의학, 뇌과학, 영양학 등 스탠퍼드에서 직접 연구하고 획득한 가장 최신의 지식을 바탕으로 완성한 '회복 프로그램'을 실천한다.

하지만 이 책에서 어려운 이야기를 할 생각은 없다. 필요한 경우 기본적인 의학 지식이나 정보를 소개하고 있지만, 이 책은 결코 전문서가 아니다. 따라서 까다로운 용어나 복잡한 근육 명칭은 되도록 사용하지 않았고 누구나 쉽게 이해할 수 있도록 정리했다. 또한 근거 없는 실천법이 아니라 스포츠의학의 기본을 충실히 따른 회복법의 정수만을 추려서 적었다.

'피로에 강한 몸'을 만들기 위해 이 책을 다음과 같은 순서로 구성했다.

1장에서는 피로에 강한 몸을 만들기 전에 피로 발생의 원리에 관한 스탠퍼드 스포츠의학센터의 견해를 소개할 것이다.

이어서 2장에서는 피로의 예방과 개선을 돕는 IAP 호흡법을 살펴보자. 스탠퍼드의 많은 선수들이 IAP 호흡법을 실천한 뒤 허리 통증이 줄어드는 등 컨디션이 크게 개선되었다. 이러한 효과의 비밀은 바로 체내압력이다.

3장에서는 피로가 쌓인 몸을 회복시켜주는 대증요법을 소개할 것이고, 이어서 4장에서는 몸의 회복을 돕는 식사법을 다루었다.

마지막으로 5장에서는 바쁜 일상에서도 체력 소모를 최소화해 배터리가 떨어지기 전에 하루 일과를 끝낼 수 있는 하드워크 전략을 전달할 것이다. 가장 생기 넘치는 낮 시간에 무심코 행하는 평범한 동작만 바꿔도 축적되는 피로의 양은 줄어든다. 이러한 사실을 바탕으로 바르게 서고 앉는 법 등 피로를 예방하는 구체적인 방법도 함께 살펴볼 것이다.

경기에 임하는 선수의 첫 번째 목표는 과거 자신의 한계를 뛰어넘고 상대를 쓰러뜨리는 것이다. 이를 위해서는 무엇보다 자신의 실력을 100% 발휘해야 한다. 물론 모두가 프로선수에 맞먹는 신체 능력을 목표로 할 필요는 없다. 실제 나이보다 훨씬 젊은 신체를 만드는 것은 어렵기도 하고 만족할 만한 결과를 내지 못할 가능성도 크다.

사람은 저마다 각기 다른 신체 능력을 타고 났으며 골격이나 근육, 관절의 가동 범위 또한 모두 다르다. 서른이라면 서른 살에 맞는 나의 최고 상태, 예순이라면 예순의 내가 실현할 수 있는 최고의 상태를 목표로 하자. 그것이 우리 몸의 활력과 건강을 뒷받침해 줄 것이다.

부디 이 책을 읽고 피로에 강한 몸을 만들어 모두가 100%의 삶을 살아갈 수 있기를 바란다.

2018년
스탠퍼드 스포츠의학센터 트레이너
야마다 도모오

차례

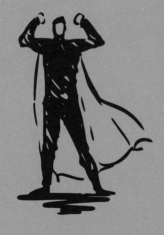

스탠퍼드에서 밝혀낸 피로 발생의 메커니즘

피로를 근본적으로 해소하려면
피로의 원인부터 알아야 한다.

뇌진탕 상태로
일하고 있다

몸과 정신을 망가뜨리는 피로의 정체

현대인이라면 누구나 수많은 일을 처리하며 바쁘게 살아간다. 직장인은 물론이고 어린 학생들도 피로에 시달리는 일상이 낯설지 않다. 덕분에 피로에 대처하는 올바른 방식에 대한 우리의 관심은 점차 높아져가고 있다. 하지만 이러한 관심과는 별개로 피로가 무엇인지 그 정체를 제대로 파악하고 있는 사람은 별로 없는 듯하다.

　피로란 도대체 무엇일까?

　그리고 피로가 발생하는 이유는 무엇일까?

습진이 생기면 바이러스 때문인지 알레르기 반응인지 단순한 피부염인지 원인을 파악해 그에 맞는 치료를 해야 확실한 효과를 볼 수 있다. 피로도 마찬가지다. 피로를 근본적으로 해소하려면 피로의 원인부터 알아야 한다. 피로가 무엇인지를 알아야 진정 피로에 강한 몸을 만들 수 있다.

'피로 = 젖산' 신화의 오산

2000년대 초반까지만 해도 많은 이들이 지적하는 피로의 주된 원인은 바로 '젖산'이었다. 제때 해소되지 못하고 근육에 쌓여 있는 젖산이 피로의 원인이므로 젖산을 제거하면 피로를 풀 수 있다는 견해가 주류를 이루었다.

물론 근육을 계속 사용해서 생긴 젖산이 쌓이면 온몸이 뻐근하고 노곤함을 느낀다. 하지만 평소에 우리가 느끼는 피로가 격렬한 운동 뒤에 찾아오는 피로와 같은 종류의 것일까?

- 아침에 일어나자마자 몸이 나른하고 무겁다.
- 특별한 일이 없어도 쉽게 지치고 피로가 잘 풀리지 않는다.

운동선수가 아닌 보통 사람들의 고민은 대개 이런 식이다. 복잡한 출퇴근길에 시달린 직장인이 운동선수만큼 근육을 사용할 리 없다. 따라서 젖산이 쌓일 정도로 격렬한 운동을 하지 않는 평범한 사람이 느끼는 피로의 원인을 젖산에서 찾는 것은 앞뒤가 맞지 않다. 게다가 최근에는 젖산이 쌓여서 피곤한 것이 아니라 오히려 근육의 피로를 누그러뜨리기 위해 젖산이 분비된다는 새로운 견해도 등장했다.

수면 부족이 뇌진탕을 일으킨다

피로를 이야기할 때 빼놓을 수 없는 원인 중 하나는 바로 '수면 부족'이다. 수면은 몸과 뇌의 피로를 풀어주므로 충분히 잠을 자지 않으면 계속해서 피로가 쌓인다.

게다가 수면 시간이 부족하면 뇌에도 악영향을 미친다. 이는 스탠퍼드 선수들에게 실시하는 시선추적테스트Eye Tracking Test의 결과만 봐도 알 수 있다.

시선추적테스트란 선수에게 가상현실을 보여주는 VR기구를 착용하게 하고 빙글빙글 돌거나 갑자기 움직이는 작은 흑점을 눈으로 좇게 하는 테스트다. 흑점을 따라가는 시선의 정확도가 기준이며 이를 통해 뇌 기능을 측정한다.

스탠퍼드 스포츠의학센터는 코치와 트레이너가 합심해 소속 선수들의 건강 상태를 관리하고 의료팀에 해당 정보를 전달해 선수의 컨디션을 의학적으로 파악하는 시스템을 갖추고 있다. 종목에 상관없이 모든 선수에게 시선추적테스트를 실시하는 것 역시 이러한 관리의 일환이다.

이 테스트에서 가장 성적이 좋은 이들은 야구선수다. 야구선수는 투수가 던진 공의 종류를 가려내는 선구안batting eye을 갖춰야 하고 평소에도 동체시력을 많이 사용하므로 이미 이러한 테스트에 단련된 상태이기 때문이다. 그 다음으로는 농구선수의 성적이 좋다. 물론 종목과 상관없이 뛰어난 신체 능력을 타고난 선수도 있다.

하지만 시선추적테스트는 본래 동체시력이 아니라 뇌의 상태를 알아보기 위한 테스트다. 미국의 국민 스포츠 격인 미식축구는 격렬한 경기인 탓에 치명적인 부상을 동반할 위험이 크다. 그 중에서도 '뇌진탕'은 특히 미식축구선수라면 모두가 주의해야 할 외상 중 하나다. 경기 중 심한 충돌을 경험한 선수들은 종종 경기 다음 날 두통을 호소할 때가 있다. 이 상태에서 시선추적테스트를 실시하면 평소보다 현저하게 낮은 수치가 나오는데 거의 뇌진탕 환자와 비슷한 수준이다. 이러한 경우에는 시선추적테스트의 결과가 정상으로 돌아올 때까지 훈련을 중단해야 한다.

잠이 부족할 때 ≒ 뇌진탕 상태!?

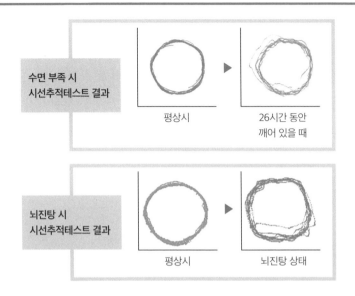

그런데 미식축구선수뿐만 아니라 수영선수나 육상선수에게서 비슷한 수치가 기록될 때가 있다. 달리기나 수영경기에서는 무언가와 충돌할 일이 거의 없으므로 훈련이나 경기 중의 부상으로 뇌진탕을 일으킬 가능성은 매우 낮다. 그렇다면 어째서 이러한 결과가 나타나는 것일까?

스탠포드의 뇌 전문의는 이러한 테스트 결과에 다음과 같은 조언을 건네곤 한다.

"수영선수라고 했죠? 그렇다면 제대로 잠을 자고 있는지 물어보세요."

수면이 부족한 선수의 뇌는 뇌진탕 환자와 비슷한 결과를 나타낸다. 또한 뇌에 다양한 문제를 일으킨다. 잠을 자지 않으면 피로를 느끼는 것은 물론이고 생산성이 저하되며, 이를 해결하지 않고 그대로 내버려두면 뇌진탕과 마찬가지로 일상에 지장을 주는 수준까지 발전할 수 있다.

뇌에도 피로는 쌓인다

피로는 몸뿐 아니라 뇌에서도 생기는 현상이다. 조금 더 정확히 말하면, 피로는 근육과 신경을 과하게 사용한 나머지 신체 기능에 문제가 생긴 비정상적인 상태를 뜻한다. 즉, 근육뿐 아니라 신경의 상태가 좋지 않을 때도 피로가 발생한다는 것이 최신 스포츠의학의 견해다.

그렇다면 우리의 뇌와 신경은 어떻게 이루어져 있는 것일까?

우리의 신경은 간단히 '자율신경'과 '중추신경'으로 나누어 설명할 수 있다.

· 신체의 온·오프 전환을 담당하는 자율신경

자율신경은 우리가 의식하지 않아도 자연스럽게 이루어지는 맥박, 호흡, 소화와 같은 활동을 담당한다. 그리고 이 자율신경은 낮동안 활발하게 활동하는 '교감신경'과 밤에 활발한 '부교감신경'으로 구분된다.

신체의 기본 설계대로라면 더 많은 신체 활동을 하는 낮에는 교감신경이, 쉬어야 하는 밤에는 부교감신경이 우위를 차지해야 한다. 그런데 과도한 스트레스 등을 이유로 자율신경의 균형이 무너지면 교감신경과 부교감신경의 교대가 원활하게 이루어지지 않는다. 그 결과 숙면에 들지 못하거나 체온조절에 실패하고 혈압이 상승하거나 호흡이 흐트러지는 증상이 나타난다.

자율신경이 균형을 잃으면 병에 걸린 수준은 아니지만 컨디션이 좋지 않은 상태가 지속된다. 이러한 컨디션 난조는 피로감을 동반하는데 이를 방치하면 건강 상태가 악화되어 진짜 질병에 걸릴 확률 역시 높아진다.

· 신체의 움직임을 통제하는 중추신경

중추신경은 우리가 손발을 자유롭게 움직일 수 있도록 신체의 각 부위에 명령을 내리는 일종의 사령탑과 같은 역할을 한다.

몸을 움직인다는 것은 뼈와 힘줄과 근육이 각각 제멋대로 활동하는 것이 아니라, 뇌와 척수에 있는 중추신경과 신체 각 부위에 위치한 말초신경이 함께 이룬 팀플레이의 결과다.

그런데 몸의 균형이 틀어지면 중추신경과 말초신경 사이의 소통에 차질이 생긴다. 뇌에서 보낸 명령이 몸의 각 부위로 제대로 전달되지 않는 상태에 빠지는 것이다. 결국 몸이 뜻대로 움직여주지 않는 상황에 이르고 만다.

그리고 바로 이때 '어쩐지 몸이 무겁다' '나른하다'와 같은 감각이 뇌로 전해진다. 뇌와 몸의 소통이 원활하게 이루어지지 않을 때 우리는 피로를 느낀다.

자세가 틀어진 몸 = 피로에 약한 몸

피로를 느끼는 사람들 대다수는 자율신경과 중추신경이 모두 나빠진 상태다. 이 둘을 조절하고 담당하는 사령탑이 뇌이므로, 결국 피로의 원인은 뇌에 있다고 할 수 있다.

우리의 뇌가 느끼는 불필요한 피로감을 줄이기 위해서는 무엇보다 몸이 틀어지지 않도록 신경 써야 한다. 몸이 틀어지면 중추신경에서 보낸 명령이 신체 각 부위로 원활하게 전달되지 않는다. 또 틀어진 상태를 보완하기 위해 무리한 동작을 반복하게 되므로 조금만 움직여도 몸에 불필요한 부담이 가해진다. 이 상태에서 계속 움직이면 우리의 신체는 점점 더 틀어져 자세가 나빠지고 중추신경에서 보내는 명령을 전달하기 한층 더 어려워진다.

결국 '앉아 있기만 해도 허리가 뻐근하다' '조금만 걸어도 다리가 무겁다'는 증상을 호소하게 된다. 그렇다고 증상을 완화시키고자 억지로 운동을 계속하면 몸의 각 부위에 더 큰 부담이 가 상황이 더 나빠지는 악순환이 반복된다.

그래서 나는 피로에 약한 몸을 '자세가 틀어진 몸'이라고 정의한다. 만약 자세가 나쁜 정도는 대수롭지 않다고 생각한다면 반드시 다시 생각해야 한다. 균형이 흐트러진 신체는 결국 중추신경의 불균형을 초래한다.

특히 신체 불균형에 큰 영향을 미치는 것이 바로 '체내압력'이다. 앞으로 자세히 다루겠지만, 피로를 호소하고 있는 많은 독자들 역시 잘못된 체내압력으로 자세가 틀어져 신체 균형이 무너지고 있는 상태일지도 모른다. 이로 인해 몸을 움직일 때마다 쓸데없이 무리가 가 스스로 피로를 불러들이고 있을 가능성이 높다.

운동선수들도 평소 부상을 예방하려면 중추신경을 살피고 움직임이 매끄러워질 수 있도록 신경 써야 한다. 최근에는 많은 트레이너들이 근육과 관절을 관리하는 기존의 방식에서, 중추신경의 기능을 바로잡아 동작을 매끄럽게 하기 위한 훈련과 치료로 방향을 전환하는 추세다. 실력 저하와 부상을 초래하는 '피로에 약한 몸'을 만들지 않기 위해서 중추신경에 주목하는 것이다.

'체력 좋은 근육맨'은 피로를 느끼지 않는다?

스탠퍼드 스포츠의학센터의 벽에는 두 개의 큰 그림이 걸려 있다. 하나는 보호구를 착용한 미식축구선수의 얼굴을 그린 그림이고 다른 하나는 선수의 뇌가 훤히 들여다보이는 그림이다. '근육만이 아니라 두뇌도 함께 단련하자'는 의미다.

미식축구처럼 강인한 신체 능력을 요구하는 스포츠에서도 두뇌 활동은 매우 중요하다. 강한 신체와 현명한 두뇌가 오늘날 스포츠 의학에서 추구하는 이념의 상징이기도 하다.

스포츠의학에서는 무엇보다 다음의 세 가지 목표를 중시한다. 피로를 예방하는 것, 경기 중 최고의 실력을 발휘하도록 관리하는 것, 마지막으로 경기 후 지친 몸을 최대한 회복하는 것이다. 이를 위해 스포츠의학센터에서는 다음의 과정을 반복한다.

- 불필요한 부담감을 느끼지 않도록 중추신경을 안정시켜 피로를 예방한다.
- 근육을 단련해 신체 기능을 높인다.

● 회복 매뉴얼을 통해 최고의 효율로 몸과 뇌의 피로를 풀어준다.

평소 근력운동을 통해 신체를 단련하는 운동선수들은 쉽게 피로를 느끼지 않을 것이라고 오해받곤 한다. 하지만 사실 그렇지 않다. 근력운동은 피로보다는 신체 기능을 끌어올리는 데 영향을 미칠 뿐이다.

결국 아무리 몸을 단련한 선수라 해도 100% 지치지 않는 것은 불가능하다. 근육량과 피로는 별개의 문제이기 때문이다. 지치지 않는 강인한 몸을 만드는 진짜 열쇠는 적절한 예방과 회복이라 할 수 있다.

열심히 연습한 탓에
져버린 농구팀

열심히 연습한 탓에 져버린 농구팀

'피곤은 이겨낼 수 있다'거나 '이 정도 피로는 대수롭지 않다'고 생각하는 사람도 있을 수 있다. 하지만 피로는 놀라울 정도로 현저하게 신체 능력을 떨어뜨리며 매우 상대하기 까다로운 적수다.

내가 농구팀을 담당하던 2015년에 스탠퍼드는 나이키NIKE와 협력해 실험을 진행했다. 우리는 농구 시즌인 11월부터 3월까지 농구팀 소속 선수 전원에게 나이키가 제작한 특수한 속옷을 입게 했다. 속옷에 붙은 작은 주머니에는 특별 주문한 납작한 칩 모양의

GPS를 넣어두었는데, 이 칩은 각 선수의 움직임과 신체가 느끼는 부담(부하)을 모조리 수치화했다. 이 기록을 통해 우리는 선수들이 연습 중 어떻게 달리기 속도를 올리고 어떻게 감속했으며, 또 얼마나 점프했는지 알 수 있었다. 우리의 몸은 달리고 점프할 때만 부담을 느끼는 것이 아니다. 갑자기 멈추거나 방향을 바꿀 때도 큰 에너지가 필요하며 그만큼 신체가 느끼는 부담도 늘어난다. 그리고 이 실험이 진행되는 동안 스탠퍼드와 서던메소디스트 대학교의 농구 경기가 진행됐다.

경기 직전, 연습 중인 학생들의 데이터를 살펴보니 선수 전원의 신체 부하가 늘어 있었다. 그 시기에는 시합에 대비해 연습량을 늘린 상태였다. 자연스레 경기를 앞둔 며칠 전부터 수치가 서서히 오르다 경기 직전 정점을 찍은 것이다.

그런데 이렇게 많은 연습량에도 불구하고 스탠퍼드는 그날 20점 가까운 큰 점수 차로 경기에서 완패했다(이 경기를 제외하고 서던메소디스트와의 대전에서 스탠퍼드는 언제나 압승을 거두었다). 게다가 경기 이후 선수들은 컨디션을 회복하는 데에도 무척 애를 먹었다.

결국 연습량을 늘렸던 그 시즌은 전년도에 비해 확연히 저조한 성적을 기록하며 마무리해야 했다. 이 데이터를 통해 너무 많은 연습량은 오히려 선수들의 기량을 떨어뜨린다는 사실을 배웠다.

스탠퍼드 농구팀의 운동 조사 (일부 공개)

2015~2016년 남자 농구: 선수 개인과 팀의 부하 수치

경기의 유무(OFF는 휴일)							Game1							
일시	11/10	11/11	11/12	11/14	11/17	11/18	11/19	11/20	11/21	11/30	12/1	12/2	12/4	12/5
선수A	757.0	546.0	496.0	252.0	590.0	576.0	n/a	558.0	527.0	454.0	617.0	550.0	179.0	723.0
선수B	603.0	728.0	431.0	384.0	475.0	472.0		DNP	576.0	715.0	735.0	1004.0	967.0	850.0
선수C	696.0	474.0	438.0	241.0	601.0	492.0	n/a	258.0	427.0	565.0	642.0	766.0	763.0	822.0
선수D	610.0	430.0	430.0	255.0	605.0	493.0	n/a	479.0	450.0	545.0	616.0	762.0	815.0	809.0
선수E	745.0	587.0	548.0	327.0	652.0	596.0	n/a	283.0	522.0	591.0	844.0	862.0	832.0	887.0
선수F	757.0	543.0	543.0	333.0	672.0	580.0	n/a	506.0	527.0	559.0	676.0	663.0	698.0	805.0
선수G	530.0	387.0	415.0	265.0	488.0	432.0	n/a	387.0	378.0	424.0	499.0	564.0	649.0	623.0
선수H	587.0	413.0	381.0	241.0	572.0	397.0	n/a	403.0	365.0	468.0	616.0	604.0	663.0	734.0
선수I	703.0	515.0	535.0	273.0	674.0	575.0	n/a	2490	514.0	543.0	635.0	764.0	851.0	834.0
선수J	387.0	131.0	368.0	302.0	355.0	421.0	n/a	278.0	431.0	477.0	461.0	684.0	781.0	728.0
선수K	53.0	105.0	267.0	266.0	473.0	465.0	n/a	432.0	396.0	419.0	584.0	628.0	669.0	607.0
팀의 개인 평균 부하 수치	584.4	441.7	441.1	285.4	559.7	499.9	236.4	383.3	464.8	523.6	629.5	713.7	764.3	765.6
팀의 1분당 부하 수치	5.5	5.2	4.7	3.4	4.8	4.2	3.4	3.9	3.9	5.0	5.1	5.4	5.2	4.0
연습 시간	1:34:52	1:26:15	1:35:52	1:26:19	1:55:04	1:58:37	1:10:34	1:38:27	2:00:42	1:45:28	2:03:02	2:12:53	2:28:20	3:12:20

경기의 유무(OFF는 휴일)	Game7		Game8			Game9	OFF			Game10				Game11
일시	1/1/16	1/2/16	1/3/16	1/4/16	1/5/16	1/6/16	1/7/16	1/8/16	1/9/16	1/10/16	1/11/16	1/12/16	1/13/16	1/14/16
선수A	685.0	355.0	678.0	170.0	449.0	878.0		779.0	411.0	627.0	64.0	663.0	378.0	330.0
선수B	1441.0	488.0	1392.0	214.0	597.0	1971.0		952.0	541.0	1382.0	5.0	810.0	574.0	1305.0
선수C	987.0	322.0	736.0	144.0	386.0	1537.0		640.0	341.0	1220.0	OFF	597.0	384.0	1112.0
선수D	961.0	360.0	624.0	137.0	328.0	1220.0		581.0	340.0	1257.0	32.0	494.0	354.0	908.0
선수E	1476.0	450.0	1177.0	121.0	485.0	1633.0		858.0	340.0	1046.0	OFF	728.0	502.0	n/a
선수F	1050.0	401.0	845.0	171.0	438.0	1469.0		652.0	n/a	1025.0	OFF	610.0	461.0	n/a
선수G	602.0	318.0	469.0	142.0	334.0	859.0		519.0	453.0	428.0	OFF	473.0	328.0	270.0
선수H	590.0	306.0	805.0	118.0	358.0	834.0		607.0	361.0	770.0	6.0	459.0	355.0	n/a
선수I														
선수J	656.0	248.0	803.0	124.0	293.0	1032.0		542.0	292.0	708.0	OFF	443.0	278.0	345.0
선수K	458.0	336.0	506.0	151.0	382.0	807.0		630.0	359.0	488.0	OFF	560.0	396.0	n/a
팀의 개인 평균 부하 수치	890.6	358.4	783.5	149.2	405.0	1224.0		676.0	381.8	900.6	26.8	583.7	401.0	711.7
팀의 1분당 부하 수치	4.1	3.3	5.0	2.0	4.2	4.8		4.5	4.0	4.6	0.5	4.6	4.3	3.8
연습 시간	4:03:43	1:48:28	3:08:19	1:09:19	1:35:50	1:15:14		2:29:45	1:39:51	4:10:15	1:23:10	2:08:08	1:32:40	3:37:11

경기의 유무(OFF는 휴일)	OFF					Game16	OFF			Game17		Game18		OFF
일시	2/1/16	2/2/16	2/3/16	2/4/16	2/5/16	2/6/16	2/7/16	2/8/16	2/9/16	2/10/16	2/11/16	2/12/16	2/13/16	2/14/16
선수A		525.0	687.0	693.0	523.0	571.0		707.0	789.0	552.0	332.6	322.0	166??	
선수B		737.0	788.0	930.0	829.0	1327.0		931.0	888.0	753.0	1397.0	397.0	991.0	
선수C		445.0	731.0	737.0	526.0	977.0		735.0	606.0	476.0	821.0	277.0	894.0	
선수D		OUT	243.0	535.0	467.0	378.0		509.0	485.0	511.0	453.0	345.0	887.0	
선수E		583.0	814.0	831.0	579.0	403.0		786.0	760.0	567.0	801.0	376.0	908.0	
선수F		431.0	744.0	664.0	592.0	910.0		OFF	OFF	582.0	524.0	349.0	876.0	
선수G		427.0	522.0	479.0	391.0	341.0		559.0	541.0	403.0	234.0	242.0	370.0	
선수H		312.0	562.0	538.0	435.0	687.0		602.0	566.0	438.0	562.0	276.0	425.0	
선수I														
선수J		434.0	620.0	513.0	400.0	612.0		618.0	539.0	379.0	477.0	241.0	812.0	
선수K		369.0	663.0	579.0	444.0	430.0		530.0	479.0	388.0	539.0	240.0		
팀의 개인 평균 부하 수치		473.7	629.4	649.9	518.6	663.6		664.1	628.1	504.9	614.0	306.3	711.9	
팀의 1분당 부하 수치		5.8	5.7	5.3	4.4	4.8		5.3	4.5	4.5	4.1	3.5	6.5	
연습 시간		1:21:27	1:49:41	2:03:51	1:43:51	2:02:12		1:59:22	1:48:35	1:45:12	2:34:32	1:32:41	2:06:12	

각 선수의 부담(부하) 수치(하단 표), 실제로 느끼는 피로도 수치(주관적 수치), 경기 중 개인 성적, 팀의 경기 결과 등을 종합해 피로와 신체 능력 사이의 관계를 조사했다.

				Game2			Game3				Game4		Game5		Game6		
12/8	12/9	12/10	12/11	12/12	12/13	12/14	12/15	12/16	12/17	12/18	12/19	12/20	12/21	12/26	12/27	12/29	12/30
815.0	763.0	676.0	569.0	438.0	424.0	488.0	541.0	419.0	653.0	473.0	790.0	645.0	536.0	713.0	657.0	657.0	649.0
1038.0	1068.0	529.0	823.0	1587.0	339.0	701.0	1499.0	402.0	813.0	600.0	1670.0	767.0	1395.0	975.0	862.0	862.0	838.0
865.0	764.0	691.0	610.0	101.0	392.0	442.0	1266.0	283.0	605.0	428.0	1420.0	537.0	1065.0	725.0	568.0	568.0	593.0
780.0	721.0	696.0	639.0	916.0	498.0	538.0	999.0	410.0	593.0	505.0	781.0	552.0	856.0	748.8	678.0	678.0	567.0
909.0	898.0	917.0	674.0	972.0	566.0	641.0	749.0	488.0	659.0	459.0	1074.0	671.0	1347.0	857.0	774.0	774.0	721.0
797.0	703.0	670.0	566.0	1044.0	525.0	593.0	1080.0	468.0	948.0	472.0	648.0	628.0	1043.0	812.0	686.0	686.0	640.0
635.0	619.0	566.0	536.0	395.0	405.0	431.0	532.0	345.0	453.0	403.0	710.0	469.0	454.0	612.0	514.0	514.0	481.0
616.0	702.0	668.0	490.0	558.0	380.0	474.0	540.0	379.0	463.0	654.0	666.0	560.0	436.0	601.0	594.0	597.0	533.0
851.0	807.0	695.0	634.0	*354	489.0	554.0	*332	350.0	부하 증가로 인한 건강 문제 발생, 장기 이탈								
766.0	732.0	246.0	599.0	646.0	182.0	458.0	660.0	362.0	497.0	382.0	696.0	503.0	593.0	722.0	338.0	338.0	389.0
599.0	677.0	589.0	536.0	639.0	409.0	489.0	560.0	364.0	551.0	403.0	315.0	547.0	501.0	617.0	568.0	568.0	563.0
787.5	768.0	6312	605.9	829.5	419.0	528.1	842.6	388.2	593.5	447.9	877.0	587.9	82205	738.3	623.9	624.2	597.4
5.2	4.9	4.3	4.7	4.5	39.	4.4	4.3	3.6	4.3	4.0	4.6	2.3	4.4	5.4	5.0	4.8	4.8
2:30:41	2:36:20	2:27:50	2:09:58	2:45:51	1:47:39	1:59:15	3:24:16	1:47:48	2:16:40	1:54:12	3:34:21*	1:13:22	3:31:00	2:16:10	3:15:52	2:09:54	2:03:25

OFF	OFF					Game12	Game13	OFF		Game14					Game15	
1/15/16	1/16/16	1/17/16	1/18/16	1/19/16	1/20/16	1/21/16	1/22/16	1/23/16	1/24/16	1/25/16	1/26/16	1/27/16	1/28/16	1/29/16	1/30/16	player Avg
		654.0	654.0	585.0	454.0	369.0	363.0	269.0		654.0	483.0	916.0	378.0	486.0	463.0	500.4
		773.0	808.0	738.0	581.0	1137.0	458.0	1256.0		823.0	599.0	1721.0	489.0	667.0	1001.0	851.3
		629.0	580.0	522.0	349.0	889.0	67.0	n/a		497.0	365.0	329.0	307.0	406.0	1000.0	580.4
		599.0	520.0	436.0	358.0	618.0	306.0	861.0		546.0	382.0	1147.0	309.0	397.0	736.0	554.0
		162.0	747.0	673.0	511.0	1036.0	424.0	932.0		697.0	518.0	1489.0	426.0	589.0	539.0	742.9
		677.0	670.0	616.0	469.0	08.0	350.0	862.0		634.0	483.0	1067.0	387.0	506.0	1018.0	642.3
		520.0	489.0	412.0	311.0	289.0	283.0	266.0		432.0	337.0	784.0	275.0	359.0	330.0	400.8
		480.0	522.0	453.0	349.0	691.0	281.0	378.0		524.0	342.0	990.0	256.0	395.0	509.0	464.5
		499.0	466.0	389.0	308.0	581.0	288.0	655.0		465.0	327.0	1004.0	305.0	338.0	476.0	458.7
		577.0	547.0	482.0	371.0	390.0	306.0	283.0		584.0	378.0	1015.0	334.0	448.0	354.0	464.5
		617.0	600.3	530.6	406.1	650.8	312.6	640.2		585.6	420.5	1046.2	346.6	459.1	642.6	
		5.1	4.9	4.8	4.5	4.4	3.9	5.5		4.4	4.2	3.3	3.9	4.1		
		2:00:51	2:03:31	1:51:35	1:29:38	3:38:00	1:20:17	3:04:00		2:13:01	1:40:14	4:03:04	1:29:54	1:53:06	2:02:44	

			Game19		Game20	OFF				Game21		Game22	OFF		
2/15/16	2/16/16	2/17/16	2/18/16	2/19/16	2/20/16	2/21/16	2/22/16	2/23/16	2/24/16	2/25/16	2/26/16	2/27/16	2/28/16	2/29/16	Player Avg
745.0	678.0	447.0	644.0	354.0	662.0		629.0	654.0	499.0	612.0	363.0	525.0		696.0	574.3
927.0	802.0	725.0	1551.0	390.0	1026.0		729.0	844.0	608.0	1113.0	533.0	919.0		824.0	873.3
691.0	633.0	504.0	988.0	264.0	1236.0		500.0	601.0	391.0	693.0	299.0	933.0		544.0	654.9
717.0	625.0	621.0	1357.0	330.0	957.0		552.0	680.0	539.0	810.0	375.0	834.0		592.0	600.1
696.0	659.0	552.0	974.0	43.0	1154.0		584.0	682.0	476.0	944.0	355.0	894.0		n/a	670.5
782.0	662.0	536.0	916.0	400.0	1100.0		592.0	602.0	459.0	804.0	349.0	576.0		578.0	637.6
562.0	537.0	484.0	522.0	171.0	620.0		466.0	475.0	383.0	436.0	450.0	417.0		450.0	436.8
OFF	OFF	159.0	402.0	311.0	291.0		OFF	5.0	365.0	343.0	231.0	191.0			385.1
498.0	478.0	461.0	819.0	351.0	725.0		442.0	531.0	418.0	600.0	290.0	587.0		458.0	512.6
538.0	498.0	478.0	819.0	491.0	649.0		280.0	290.0	380.0	538.0	271.0	525.0		241.0	450.9
684.0	619.1	496.7	899.2	310.5	310.5		530.4	536.4	451.8	689.3	351.6	640.1		547.9	
5.5	5.2	4.1	6.8	2.4	6.4		405	5.4	4.3	5.7	3.8	6.4		3.8	
1:55:04	1:43:41	1:55:41	2:24:54	2:05:20	2:05:20		1:38:40	1:44:58	1:39:31	1:49:00	1:24:24	1:50:31		2:06:41	

❗ 연습량을 늘린 시즌에는 승률이 전년도 64.8%에서 50.0%로 오히려 하락했다.

피로는 결코 기분의 문제가 아니다

앞서 나이키와 진행한 실험에서 우리는 객관적인 신체 부하 데이터는 물론, 선수들 각자가 느끼는 주관적인 피로도도 함께 알아보았다.

'고된 훈련 때문에 숨쉬기가 힘들 정도로 지쳤다' '피곤하긴 하지만 움직임에는 문제가 없다' '가벼운 훈련이어서 피곤하지 않다' 등 피로감의 정도를 총 10단계로 나누고 훈련 전후 선수 스스로 점검하게 한 것이다. 그리고 해당 결과와 객관적 데이터를 함께 대조해가며 평가했다.

그 결과 객관적인 신체 부하의 수치가 높은 선수일수록 선수가 실제로 느끼는 주관적인 피로도 역시 높은 것으로 나타났다. 그리고 이들은 대게 훈련을 시작하기 전부터 지쳐 있다는 사실도 알아낼 수 있었다.

특히 만성적으로 피로를 느끼는 선수일수록 경기 중 제 실력을 발휘하지 못하는 것을 확인할 수 있었다. 실제로 피로도 수치가 '931'로 가장 높게 나타난 한 주전선수는 스스로 극심한 피로를 호소했고, 훈련 직후 임한 실제 경기에서도 평소의 실력을 전혀 발휘하지 못했다.

결과적으로 피로는 신체 기능을 현저히 떨어뜨리며 피곤하다는 느낌은 결코 착각이 아니라 실제로 우리 몸이 지르는 비명과도 같다는 사실을 알 수 있었다.

물론 피로는 객관적으로 수치화하기 어려우며 MRI 같은 기계를 동원해 검사해도 쉽게 그 정체를 파악하기 힘들다. 하지만 피로가 우리의 뇌와 몸, 신체 기능을 착실하게 좀먹는 '보이지 않는 적'이라는 사실만은 분명하다.

피로가 쌓이면 신체 기능은 저하한다. 이 가설은 객관적 데이터와 주관적인 피로도를 비교 분석한 결과, 패배라는 형태로 명확하게 입증되었다.

"조금만 더!"가 독이 된다

비단 운동선수뿐 아니라 일상생활을 이어가는 평범한 사람들도 피로가 쌓이면 신체 기능이 약해진다.

나는 현재 스탠퍼드 여자 수영팀을 전속으로 담당하고 있는데, 언젠가 한 선수가 나에게 이런 증상을 호소한 적이 있다.

"훈련 때문에 빨라진 맥박이 연습 후에도 가라앉질 않아요."

수영은 체력 소모가 심한 운동이다. 특히 그녀는 자유형이 주종목이어서 거의 매일 8,000m에서 1만 2,000m에 달하는 거리를 수영 해야 했다. 연습 중 심장 박동 수가 상승하는 것은 자연스러운 일이었던 셈이다.

하지만 이들은 모두 젊고 신체 능력이 뛰어난 선수들이다. 매일 몸을 단련하므로 보통은 훈련 뒤 어느 정도 시간이 지나면 맥박도 자연스레 안정을 되찾는다.

그런데 이 선수는 연습 후 안정을 취해도 도무지 맥박이 가라앉지 않는다고 했다. 그녀의 몸 상태를 살피니 확실히 근육이 뭉쳐 있고 기본 자세도 좋지 않았다. 게다가 육안으로 확인할 수 있을 정도로 목에서 어깨까지의 얕은 호흡을 하고 있었다. 연습 중에 측정한 기록도 좋지 않았다.

여러 질문과 대화가 오간 뒤 비로소 최근 그녀의 생활에서 원인을 발견해냈다.

"시험 때문에 정신이 하나도 없어요. 공부하느라 잠을 거의 못 잤거든요. 전에도 이런 적이 있었어요. 연습 후에도 맥박이 가라앉지 않았어요. 심지어 그다음 날에는 팔이 무거워서 물을 제대로 가를 수도 없었다니까요."

나는 선수들의 피로 여부를 판단하기 위해 평소 맥박과 혈압을 측정해 기준치를 파악해둔다. 기준치와 비교했을 때 평소보다 맥박이 빠르거나 혈압에 변동이 생기면 그것을 피로의 신호로 보는 것이다. 물론 피로는 굉장히 주관적이라 이 수치만으로는 정확한 선수들의 상태를 판단할 수 없다. 나에게 맥박이 가라앉지 않는다고 호소한 수영선수도 스스로 피로가 쌓인 상태인지 확신할 수 없다고 답했다.

하지만 만약 피로가 쌓인 상태에서 적절한 대응 없이 평소의 연습을 반복하면 '피곤하다 → 신체 기능이 떨어진다 → 피로가 쌓인다'는 피로의 굴레에서 벗어날 수 없다. 나는 그녀가 말했던 '맥박이 가라앉지 않는다' '팔이 무겁다'와 같은 증상이 피로의 신호라 여기고 별도의 관리를 받으라고 조언했다.

피로의 신호는 사람마다 다르다. 호흡이 가빠지는 사람, 두통을 느끼는 사람, 근육이 뭉치는 사람, 이명이 들리는 사람이 있는가 하면, 단순히 나른하다고 느끼는 사람도 있다.

피로는 증상이 뚜렷하지 않은 만큼 대수롭지 않게 여기기 쉽고 관리하기도 까다롭다. 하지만 피로를 무시하고 열심히 한다고 해서 반드시 원하는 결과를 얻을 수 있는 것은 아니다. 오히려 최고의 기량을 발휘하지 못해 노력한 만큼의 성과조차 얻지 못하고 끝날 때가 더 많다.

'피로의 신호'를 알아차리기 위해서는 어떻게 해야 할까?

뒤에서 더 자세히 다루겠지만, 피로에 강한 몸을 만들기 위해서는 무엇보다 피로를 만만하게 보지 않는 자세가 중요하다.

경기 초반에 구속이 떨어지는 선발투수의 고뇌

피로는 다양한 형태로 선수들을 괴롭힌다.

나는 스탠퍼드 재학 시절부터 메이저리그 입단이 유력시되었던 야구팀의 한 선발투수에게서 피로에 관한 가르침을 한 수 배운 적 있다.

그는 나에게 이렇게 말했다.

"피로가 쌓이면 가장 먼저 고관절의 움직임이 나빠진다는 게 느껴져요. 체중 이동이 어려워지거든요. 팔을 제대로 휘두르지 못하기 때문에 공도 초반부터 힘을 잃어요. 결국 3이닝을 넘어서면 이미 구속이 눈에 띄게 떨어지지요. 반대로 피곤하지 않을 때는 몸의 중심이 흔들리지 않아 팔의 움직임도 좋고 목표한 100구까지 무리 없이 던질 수 있습니다."

미국 야구경기에서는 선수 개인의 신체적 부담을 고려해 9회 말까지 선발투수 혼자서 공을 던지는 일은 거의 없다. 대개 6회까지 100구 안팎, 3실점 이하라는 목표를 세우고 마운드에 선다. 특히 메이저리그 입단이 유력시될 정도로 뛰어난 실력의 선수들은 풍부한 경기 경험을 바탕으로 스스로의 체력과 구속을 유지하며 끝까지 제 실력을 발휘할 수 있도록 컨디션을 조절하며 경기에 임한다.

그럼에도 불구하고 피로는 이러한 프로 선수의 계획을 단숨에 무너뜨릴 정도로 센 강적인 셈이다.

맥박, 수면, 허리, 호흡이
보내는 신호

몸의 피로를 판단하는 네 가지 체크포인트

피로를 확실하게 예방하고 해소하기 위해서는 '피곤하다'는 주관
적 느낌도 중요하지만, 자신의 피로도를 객관적으로 판단할 줄 알
아야 한다.

피로를 판정하는 다음의 네 가지 조건으로 스스로의 상태를 점
검해보자.

하나라도 해당한다면 피곤한 상태로 판정한다.

① 맥박이 평소와 다르다

수영선수뿐 아니라, 스탠퍼드 소속 선수들은 모두 '안정 시' '연습 전' '연습 후' 정기적으로 맥박을 측정하고 이를 기준치와 비교한다. 맥박을 재는 방법은 무척 간단하므로 피로에 강한 몸을 만들고 싶다면 자신의 기준 맥박수를 알아두는 것이 좋다.

방법은 간단하다. 먼저 피곤하다는 느낌이 들지 않을 때 자신의 맥박을 잰다. 손목 안쪽에 반대쪽 손의 검지와 중지를 대고 맥박이 강하게 느껴지는 위치를 찾는다. 그리고 15초 동안 맥박이 몇 번 뛰는지 세자. 그 숫자에 4를 곱하면 1분당 맥박 수를 알 수 있는데 그것이 자신의 기준 맥박수다. 일반인의 경우 안정 시 맥박 수는 70~80회 정도다.

운동을 하고 난 뒤 맥박이 빨라지는 것은 자연스러운 일이다. 하지만 운동이 끝났는데도 한참 동안 맥박이 가라앉지 않거나, 이후 안정된 상태에서도 기준치와 다르면 몸에 피로가 쌓였을 가능성이 크다. 피로에 약한 몸이 되었다고 판단할 수 있다.

② 수면 시간이 불규칙하다

수면 시간이 짧아졌거나 자고 일어나도 개운하지 않다면 이는 분명한 피로의 신호다. 수면이 부족할 때 우리의 뇌는 뇌진탕이 일어났을 때와 비슷한 증세를 보인다. 뇌와 몸이 비명을 지르는 상태라고 할 수 있다.

게다가 자고 일어나는 시간이 불규칙하면 부교감신경이 제대로 작동하지 않는다. 부교감신경은 잠을 자는 동안 뇌와 몸의 피로를 관리하는 중요한 역할을 한다. 수면 시간이 불규칙하면 이러한 부교감신경이 제대로 활동하지 못해 피로가 풀리지 않고 그대로 쌓여 있을 가능성이 매우 높다.

올림픽에서 뛰어난 활약을 보인 세계적인 선수들은 모두 연습이 없는 휴일에도 훈련이 있는 날과 똑같은 시간에 자고 일어나려고 노력한다. 피로를 예방하고 해소하기 위해 최선을 다하는 선수들은 수면 패턴이 한번 흐트러지면 아무리 좋은 방법을 써도 소용이 없다는 사실을 경험으로 익히 알고 있는 것이다. 피로와 떼려야 뗄 수 없는 관계인 수면 부족은 곧 회복 부족의 상태라고 할 수 있다.

③ 허리가 아프다

오늘날에는 모두가 스트레스에 시달린다. 스트레스로 인한 긴장 상태 때문에 단단하게 뭉친 근육으로 고생하는 사람도 많다.

특히 허리가 뒤로 젖혀진 자세의 사람들은 허리 근육이 잔뜩 수축해 있는 상태다. 배가 나와서 어쩔 수 없이 허리를 젖히는 사람도 있겠지만, 어깨가 앞으로 굽고 등이 구부정한 탓에(이른바 새우등) 허리가 젖혀지는 경우도 많다. 우리의 뇌는 몸의 균형을 유지하기 위해 어깨가 앞쪽으로 기울면 허리를 뒤로 젖히라고 명령을 내린다. 그러나 이러한 자세는 몸 전체의 균형을 무너뜨린다.

몸의 균형이 무너진 상태는 불편한 자세를 억지로 버티는 것과 같다. 결국 몸에 무리가 갈 수밖에 없다. 어느새 스스로도 인식하지 못하는 사이 피로에 약한 몸이 되어 있는 것이다. 하이힐은 허리를 뒤로 젖히게 만드는 주요 요인 중 하나이므로 여성들은 특히 주의해야 한다.

허리는 우리 몸의 중심이므로 신체 모든 부위의 부담을 떠안으려 한다. 허리가 뻐근하거나 아플 때는 허리 자체의 피로보다 신체 곳곳에 무리가 온 상황일 수 있다는 사실을 알아두자. 요통은 그 자체로 피로의 신호로 봐도 좋다.

④ 가슴으로 호흡한다

가슴만으로 얕게 호흡할 경우 두 가지 이유로 인해 쉽게 지친다.

첫째, 가슴으로만 호흡하면 체내 산소가 부족해 피로를 느낀다. 체내 산소가 부족하면 뇌와 몸(세포와 근육)의 구석구석까지 산소가 골고루 퍼지지 않는다. 그러면 뇌와 신체가 제대로 작동하기 힘들고 머리가 멍하고 몸이 뻐근해진다.

둘째로, 가슴으로만 호흡하면 자세가 틀어져 쉽게 피로를 느낀다. 가슴으로만 호흡할 때는 '몸을 지지하는 근육(몸통 근육)'이 운동하지 않는다. 하지만 자세를 바르게 만들려면 몸의 중심(몸통과 척주)을 안정적으로 유지해야 한다. 가슴으로만 호흡해 배를 충분히 부풀리지 못하면 몸통과 척주를 안정적으로 지탱할 수 없다.

중심이 불안정한 몸은 기둥이 흔들리는 집과 같다. 그 상태에서 아무리 단단히 벽을 세우고 지붕을 올려봤자 결국 집은 쓰러지고 만다.

사람의 몸도 기둥이 안정되지 않으면 아무리 손, 발, 목, 허리 등을 열심히 단련해도 올바른 자세를 유지할 수 없다. 몸의 중심이 균형을 잃으면 도미노가 쓰러지듯 몸 전체의 균형이 무너진다. 중추신경에서 보내는 명령이 제대로 도착하지 않아 피로와 부상을 초래하는 무리한 동작을 반복하게 된다. 결국 피로에 점점 약해지는 악순환을 반복하다 그대로 굳어지고 만다.

호흡법만 바꿔도 몸의 중심이 바로잡힌다

결국 피로에 강한 몸 만들기의 핵심은 호흡이라 할 수 있다.

그렇다면 올바른 호흡법이란 과연 무엇일까?

'IAP 호흡법'이 바로 그 답이다.

IAP는 Intra Abdominal Pressure의 약자로 복부내부압력(복압)

올바른 호흡법, 잘못된 호흡법

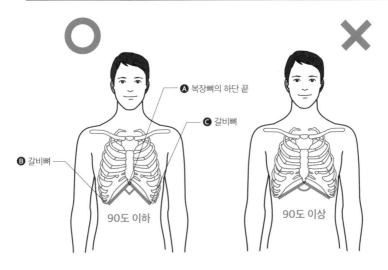

○

✕

Ⓐ 복장뼈의 하단 끝

Ⓒ 갈비뼈

Ⓑ 갈비뼈

90도 이하

90도 이상

❗ AB와 AC를 연결해서 생긴 각도가 90도를 넘는다면 가슴으로 호흡하고 있는 것이다.

이라는 뜻이며, IAP 호흡법이란 쉽게 말해 배를 부풀린 채 숨을 쉬는 방식이다.

IAP 호흡법을 실천하면 몸의 중심 압력이 높아지고 이때 생기는 압력이 몸통과 척주를 지탱해 몸의 중심은 안정된다. 몸의 중심이 안정되면 중추신경의 흐름이 원활해져 불필요한 움직임과 근육의 부담이 줄고 피로도 적게 쌓인다.

IAP 호흡법을 살펴보기 전에 먼저 자신이 가슴으로 얕게 호흡하고 있지는 않은지 점검해보자.

먼저 가슴 한가운데 있는 복장뼈(흉골) 하단 끝에 해당하는 A의 위치를 확인하자. 그리고 A와 오른쪽 갈비뼈(늑골) 끝으로 이어지는 선 B를 연결한다. 마찬가지로 A와 왼쪽 갈비뼈 끝과 이어지는 선 C를 연결한다. AB와 AC를 연결해서 생긴 각도가 90도를 넘어가는 사람은 가슴으로 호흡할 가능성이 높으며 평소 쉽게 피로를 느낀다. 이 책에서 제안하는 IAP 호흡법을 실천하면 벌어진 AB와 AC를 연결한 선의 각도를 90도 이하로 바로잡을 수 있다.

피로 제로!
더 이상 쉽게 지치지 않는다

금메달리스트를 격파한 선수의 비결

실제로 내가 관리하고 있는 선수들에게 IAP 호흡법을 적용하자 '쉽게 지치지 않는다' '피로가 오래가지 않는다' '이전보다 신체 반응이 빨라져 경기 성적이 올랐다'는 결과가 나타났다.

스탠퍼드 여자수영팀의 엘라 이스틴Ella Eastin도 IAP 호흡법을 통해 피로를 물리치고 뛰어난 성과를 이루어낸 선수 중 하나다.

그녀는 2018년 미국대학수영선수권대회 400m 개인혼영에서 올림픽 금메달리스트인 케이티 러데키 선수의 기록을 깨고 우승을 차지했다. 그 외에도 출전한 네 개 종목을 포함해 총 5관왕에 빛나는 기록을 세우며(그중 두 개는 미국 신기록이었다) 연간 최우수선수로 뽑히는 등 여자 수영계의 새로운 스타로 떠올랐다.

사실 그녀만큼 피로와 부상을 예방하는 데 시간을 투자하고 노력한 선수는 드물다. 그녀는 IAP 호흡법의 피로 예방 효과에 대해 이렇게 말했다.

"IAP 호흡법을 실천하면 몸의 중심이 안정된 느낌이 들고 몸이 수면과 평행한 감각을 익힐 수 있습니다. IAP 호흡법을 실천하자 시즌 내내 허리 컨디션이 좋았어요. 덕분에 좋은 성적을 낼 수 있었습니다."

쌓이기 전에 예방하자

엘라 이스틴 선수가 올림픽 금메달리스트의 기록을 깰 수 있었던 이유는 피로 예방에 누구보다 적극적이었기 때문이다. 그녀는 아예 피로가 잘 쌓이지 않는 몸으로 스스로를 변화시켜 피로 자체를 예방해 승리를 거두었다.

감기에 걸린 뒤 약을 먹는 게 아니라 평소 손을 잘 씻어 감기를 예방하자.

충치가 생긴 뒤 치료받는 게 아니라 평소 이를 잘 닦아 충치를 예방하자.

병에 걸린 뒤 수술받는 게 아니라 평소 식습관을 개선해 병을 예방하자.

우리는 평소 감기나 충치를 예방하기 위한 노력을 당연하게 생각한다. 피로도 마찬가지다. 오늘날처럼 피로가 늘 우리와 함께하는 시대에는 무엇보다 피로의 예방이 중요하다.

그렇다면 피로를 예방해 피로에 강한 몸을 만들기 위해서는 구체적으로 무엇을 해야 할까? 이 질문에 대한 해답은 스탠퍼드 선수들이 현재 실천하고 있는 방법이자, 앞서 설명한 바 있는 피로와 부상 방지에 관한 최신 이론인 IAP에서 찾을 수 있다.

실제로 IAP 이론을 선수들의 회복 프로그램에 도입하자 부상이 크게 줄었으며, 특히 수영선수들의 고질적인 고민이었던 허리 통증은 1년 만에 7건에서 1건으로 눈에 띄게 감소했다.

그렇다면 IAP 호흡법을 일상에 도입해서 피로에 강한 몸을 만들려면 어떻게 해야 할까? 지금부터 이에 관한 이론과 실천법을 살펴보자.

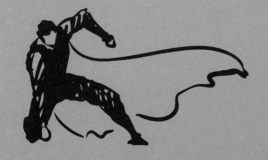

숨만 제대로 쉬어도
피로가 풀리고
어린아이의 활력을 되찾는다

배를 부풀려 숨쉬는 것만으로
하루 3만 번 피로를 덜어낸다.

배를 단단히 부풀려
호흡하라

스탠퍼드 궁극의 회복법, IAP

스탠퍼드의 트레이닝룸에는 실내자전거나 덤벨과 같은 운동기구 외에도 나사NASA에서 우주비행사 훈련용으로 개발한 중력제어장치나 근육의 열을 식히면서 훈련할 수 있는 특수 장치 등 다양한 설비가 마련되어 있다. 스트레칭이나 정리운동을 위한 공간도 매우 넓어 대학이라고 보기 어려울 정도로 스포츠시설이 전문적이다.

그리고 트레이닝룸의 가장 안쪽에는 선수관리실이 있다. 23명의 트레이너들이 상시 근무하는 이곳은 선수의 치료와 재활을 위한 침대 24개, 치료용 냉·온탕 등이 완비되어 있다. 말 그대로 '회복을 위한 공간'이다.

이곳에서는 선수의 증상에 따라 다양한 맞춤형 관리를 실시한다. 허리가 살짝 뻐근한 선수와 경기 중에 심한 부상을 입은 선수는 각각 다른 치료가 필요하다. 경기 전에 어깨를 점검하기를 바라는 선수가 있다면 그 요구에 맞춘다. 수영선수와 미식축구선수는 사용하는 근육도 피로의 원인도 다르다. 성별에 따라서도 다른 관리가 필요하다.

따라서 트레이너는 담당 선수의 상황에 따라 마사지나 스트레칭, 침과 뜸, 전열요법 등 다양한 관리를 시도한다. 하지만 모든 선수에게 공통적으로 권하는 방법이 하나 있다. 바로 이 책의 가장 큰 주제이기도 한 'IAP 호흡법'이다.

IAP 호흡법은 피로를 느끼는 선수, 다쳐서 재활치료 중인 선수, 만성통증에 시달리는 선수 등 어떤 상태이건 상관없이 모든 선수에게 공통적으로 실시하는 관리법이다. 물론 IAP 호흡법이 만능이라는 의미는 아니다. 하지만 뻐근한 근육을 풀어 피로를 해소할 때나, 부상으로 경직된 근육을 천천히 늘릴 때 등 상황에 맞는 적절한 관리와 IAP 호흡법을 병행하면 훨씬 큰 효과를 볼 수 있다.

배를 단단히 부풀려 호흡하라

IAP란 앞 장에서 설명했듯 복부내부압력(복압)이라는 뜻이다. 인간의 배 안에는 위나 간 등이 자리한 복강이라는 공간이 있는데, 이 복강에 가해지는 압력이 바로 IAP이다.

IAP가 높은(상승한) 상태란, 폐에 많은 양의 공기가 들어가면서 복강 위에 있는 횡격막이 내려가고, 이에 복강이 압축되어 복강내부압력은 높아지면서 바깥쪽을 향해 미는 힘이 작용하는 상태를 뜻한다.

IAP 호흡법은 숨을 들이쉬거나 내쉴 때 모두 배 안의 압력을 높여 복부 주변을 단단하게 만드는 호흡법으로, 배를 단단히 부풀린 채로 숨을 내쉬는 것이 특징이다. 나는 이해하기 쉽도록 복압호흡이라고 부르기도 한다.

지금부터는 복부내부압력을 IAP, 복압을 높이는 호흡을 복압호흡, 복압호흡을 익히기 위한 훈련을 IAP 호흡법이라 정의하겠다.

그런데 종종 '복압호흡'과 '복식호흡'을 혼동하는 이들이 있다. 하지만 이 두 호흡법은 전혀 다른 방식이다. 숨을 내쉴 때 배가 들어가는가, 들어가지 않는가 하는 큰 차이가 있다.

복식호흡을 하면 숨을 내쉴 때 배가 들어간다(IAP 저하). 반면 복압호흡을 하면 숨을 내쉴 때도 배를 부풀려 배 바깥쪽에 가해지

배를 부풀리면 체내에 압력이 생긴다

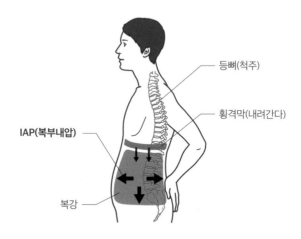

등뼈(척주)

횡격막(내려간다)

IAP(복부내압)

복강

❗ IAP가 높아지면 복부의 압력이 체간과 척주라는 몸의 중심을 지탱하므로 신체가 안정된다.

는 압력을 유지해야(높은 IAP 유지) 한다. 복부 주변을 단단하게 만든다고 생각하며 호흡하는 것이다.

복부내부압력이 높아지면 몸의 축, 즉 체간과 척주와 같은 '몸의 중심'이 안정된다. 그 결과 별다른 노력 없이도 올바른 자세를 유지할 수 있다. 몸의 중심이 곧게 바로 서면 중추신경의 지령이 원활하게 전달되고 신체와 뇌신경의 연계가 좋아져 신체가 느끼는 불필요한 부담이 줄어든다.

배를 집어넣는 복식호흡은 1990년대에 처음 도입되고 대중들에게 알려지기 시작했다. 당시에는 트레이너들이 복식호흡을 권장하기도 했다. 하지만 적어도 나는 트레이너로서 쌓아온 20년의 경력 중 선수들에게 복식호흡을 시킨 적이 없고 스탠퍼드에 있는 16년 동안에도 마찬가지다.

부상을 예방하고 피로에 강한 몸을 실현하는 데 효과가 있었던 방법은 '숨을 내쉴 때도 배를 집어넣지 않고 부풀리는 IAP 호흡법'이었다. 이 책에서는 스탠퍼드 스포츠의학센터에서 직접 시도해 효과가 있었던 다양한 경험과 노하우를 바탕으로 IAP 호흡법을 설명하겠다.

배에 압력이 높아지면 몸이 바로 선다

IAP 호흡법을 실천하면 다음과 같은 효과를 기대할 수 있다.

- 복압이 높아져 몸의 중심(체간과 척추)이 안정된다.
- 체간과 척주가 안정되면 올바른 자세를 유지하기 쉽다.
- 올바른 자세에서 중추신경과 몸의 연계는 더욱 원활히 이루어진다.
- 중추신경과 몸의 연계가 원활해지면 신체 각 부위가 본래 있어야 할 위치

에 제대로 자리한, 이른바 최적의 상태를 이룬다.

- 몸이 최적의 상태를 이루면 몸에 무리가 가는 불필요한 움직임이 사라진다.
- 불필요한 움직임이 사라지면 신체 기능이 향상되고 피로와 부상도 예방할 수 있다.

스탠퍼드에서는 이러한 IAP 호흡법을 통한 선순환 과정을 매일 실천한다. IAP 호흡법을 꾸준히 반복하면, 몸의 중심이 안정된 올바른 자세를 뇌에 확실히 각인시킬 수 있다. 만약 제때 해소하지 못한 피로로 인해 최적의 상태가 무너졌다 하더라도 IAP 호흡법을 통해 쉽게 몸의 중심을 바로잡아 빠르게 '최적의 상태'로 되돌릴 수 있다.

신체 균형과 피로는 서로 떼려야 뗄 수 없는 관계다. 몸의 중심이 틀어져 나쁜 자세가 굳어지면 틀어진 어깨를 보호하려 허리 근육을 당겨 쓰는 등 가벼운 동작을 할 때도 불필요한 움직임이 더해진다. 이러한 과정이 지속되면 한정된 에너지를 쓸데없는 데 소모하게 되어 피로에 약한 몸이 되고 만다.

IAP 호흡법을 통해 바른 자세를 유지하면 불필요한 움직임이 사라져 쉽게 피로를 느끼지 않는다. 물론 이론상으로는 무척 간단해 보인다. 하지만 생각만큼 쉽지 않다.

세계적인 운동선수나 성악가는 특별히 의식하지 않아도 자연스럽게 복압호흡을 한다. 오랜 훈련을 통해 이미 습관으로 자리 잡았기 때문이다. 하지만 바쁜 일상에 치이고 스트레스가 심한 일반인들은 가슴으로만 하는 얕은 호흡이 버릇으로 굳어 있다. 그래서 '배를 부풀리며 호흡하라'는 요구에 제대로 응하지 못한다. 의식하지 않고 배를 부푼 채 숨 쉬는 것은 생각보다 어려운 일이다. 처음에 훈련이 필요한 이유다.

많은 사람이 올바른 자세의 중요성을 알고 있음에도 근육을 사용하는 버릇이나 골격의 차이, 생활습관 등을 원인으로 몸의 중심이 틀어진 상태로 지낸다. 심지어는 어떤 자세가 바른 자세인지 알지 못하는 상태로 지내기도 한다. 하지만 높은 복압을 유지할 수 있는 IAP 호흡법을 실천하면 자연스럽게 올바른 자세를 되찾을 수 있다.

호흡을 훈련한다는 개념이 낯설게 느껴질 수도 있다. 하지만 호흡은 무의식적으로 이루어지기 때문에 습관으로 자리 잡을 때까지 신경 써서 훈련하지 않으면 평상시의 버릇으로 돌아가고 만다. 훈련을 통해 의도적으로 노력하지 않으면 평생 얕은 호흡만 하게 되는 것이다. 계속 얕은 호흡을 유지하면 자세도 바로잡을 수 없다. 자세가 틀어진 채 기존의 호흡 방식을 유지하면 평생 피로에서 벗어날 수 없다.

횡격막이 움직여야 호흡이 깊어진다

IAP 호흡법을 익히기 전에 먼저 횡격막에 대해서 알아둘 필요가
있다. 횡격막은 호흡에 관여하는 근육으로 아래의 그림처럼 갈비
뼈에 둘러싸여 있는 얇은 막이다. 그리고 바로 이 횡격막이 IAP 호
흡법의 핵심이자 피로 예방의 열쇠다.

IAP를 높이는 핵심 근육, 횡격막의 위치

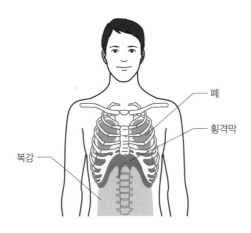

폐

횡격막

복강

❗ 횡격막은 갈비뼈에 둘러싸였으며 위쪽에는 폐, 아래쪽에는 복강(위, 간
등 장기가 자리한 공간)이 있다.

가슴을 이용한 얕은 호흡을 할 때는 폐 아래에 있는 횡격막이 거의 움직이지 않는다. 올바른 호흡을 할 때는 위아래로 움직이는 횡격막이, 얕은 호흡에서는 거의 움직이지 않는 것이다. 이러한 상태에서는 배의 압력을 높이기 어렵다. 자연스레 몸이 움츠러들고 자세가 틀어지며, 중추신경에서 보낸 신호도 제대로 전달되지 않는다. 결국 점점 더 피로에 약한 몸으로 변한다.

반대로 횡격막을 내리고 숨을 들이쉬면 복강 위쪽에서부터 압박이 가해진다. 자연스레 복부 내부의 압력이 배 바깥쪽을 향하면서 배가 부풀어 오른다. 자연스레 숨을 힘껏 들이쉬고 배를 단단하게 부풀린 채로 숨을 내쉬는 상태가 되며 배안의 압력을 유지하면서 호흡할 수 있다.

이처럼 횡격막을 내려서 배안의 압력을 높이면 배는 바깥으로 부풀고 체간 주변을 둘러싼 근육도 늘어난다. 복압호흡을 할 때 배가 크고 단단해지는 이유다.

게다가 배 안쪽에서 바깥쪽으로 압력이 가해진다. 동시에 배 바깥에서 안쪽으로 향하는 근력도 함께 작용한다. 이 두 가지 상반된 힘이 동시에 작용하면서 자연스레 몸의 중심(체간과 척주)이 안정된다. 복압호흡을 통해 횡격막의 움직임은 물론 평상시 자세도 바로 잡히는 것이다.

IAP를 높이면 몸의 중심이 잡히고 기초가 탄탄해진다. 횡격막

횡격막의 움직임을 되살리자

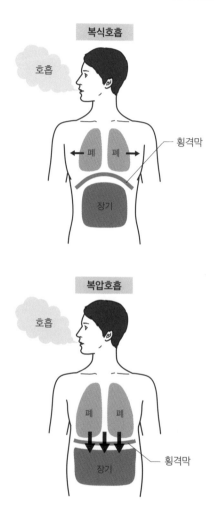

❗ 횡격막을 내린 상태에서 숨을 내쉬려면 배를 부풀리고 어깨의 힘을 빼야 한다.

을 의식적으로 내리거나 배를 부풀린 채 숨을 내쉬는 동작이 어렵다고 생각할 수도 있다. 하지만 다음의 설명에 따라 연습하다 보면 그 감각을 터득할 수 있을 것이다.

실천! 몸의 활력을 되찾는 IAP 호흡법

지금부터 IAP 호흡법을 직접 실천해보자.

배를 부풀린 채 숨을 내쉬는 감각을 익히기 위해서는 의자에 앉아서 연습을 시작하는 편이 좋다.

준비 자세
· 온몸에 힘을 빼고 최대한 편안한 상태를 유지하자.
· 결코 무리해서는 안 된다. 도중에 컨디션이 나빠졌다고 느끼면 즉시 중단하고 몸 상태가 회복됐을 때 다시 시도하자.
· 피로 예방을 위해 적어도 하루에 한 번은 실천하자.

1

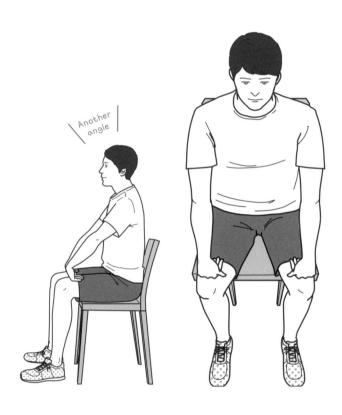

Another angle

귀와 어깨가 일직선이 되도록 자세를 바로 잡고 편안하게 앉는다.
배와 허벅지, 무릎 뒤쪽(허벅지 끝과 종아리)의 각도를 각각 90도로 유지한다.
손바닥이 위를 향하고 손끝이 복부 쪽을 향하도록 유지하며 두 손을 무릎 위에 올려둔다.

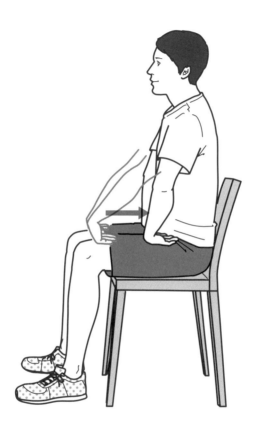

두 손을 천천히 복부 쪽으로 끌어와 허벅지 윗부분(서혜부)에 손끝을 가볍게 끼워 넣는다.

3

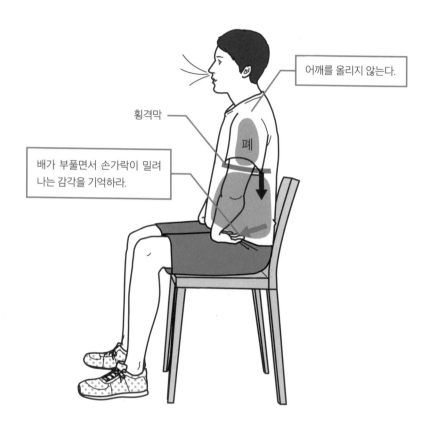

어깨를 올리지 않는다.

횡격막

폐

배가 부풀면서 손가락이 밀려
나는 감각을 기억하라.

5초 동안 코로 힘껏 숨을 들이마시면서 **서혜부와 복부 사이에 끼워 넣은 손가락을 밀어내
듯이 천천히 배를 부풀린다.** 바로 이 지점이 복압이 높아진 상태다.
이때 **어깨가 올라가지 않도록 주의**하자. 그래야 횡격막이 쉽게 내려간다.

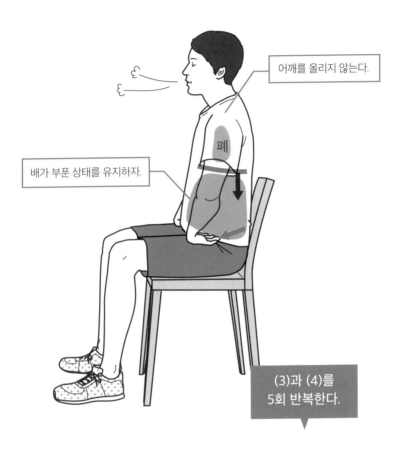

어깨를 올리지 않는다.

폐

배가 부푼 상태를 유지하자.

(3)과 (4)를
5회 반복한다.

코로 들이마신 공기를 5~7초 동안 입으로 천천히 내쉰다.
숨을 내쉴 때는 복압이 낮아지지 않도록 신경 써야 한다. 부풀린 배가 손가락을 밀어내는
감각을 최대한 유지하면서 숨을 내쉬자.
숨을 전부 뱉었다면 복부의 힘을 빼고 (3)단계로 돌아간다.
(3)과 (4)를 5회 반복한 후 종료.

이 모든 과정을 수행하는 데 1분 정도면 충분하다. 아무리 바쁜 사람이라도 충분히 훈련할 수 있을 것이다. 처음에는 상승한 복압의 상태와 호흡의 감각을 익히기 위해서라도 서혜부에 손끝을 끼워 넣고 연습하는 것이 좋다.

이 단계가 익숙해지면 손을 쓰지 않고 시도해보자. 일어선 상태에서도 IAP 호흡을 실행하는 데 문제가 없다면 생활 속에서 틈틈이 실천해 평소에도 복압을 높여 호흡하는 방식으로 바꿔나가자.

1일 3만 번, 작은 습관이 몸을 바꾼다

IAP 호흡법은 피로를 예방하고 해소하는 간단하고도 강력한 방법이다. 호흡은 양적으로나 질적으로나 우리 신체에서 매우 중요한 요소이기 때문이다. 우리는 1분 동안 평균 12~20회 호흡한다. 이를 계산하면 우리는 하루에 어마어마한 양의 호흡을 하고 있음을 알 수 있다.

1분 동안 12회 호흡한다면 하루에 17,280회.
1분 동안 20회 호흡한다면 하루에 28,800회.

우리의 몸이 음식으로 만들어진다는 말이 있을 정도로 식사는 건강에 매우 중요한 요소다. 하지만 우리가 아무것도 먹지 못하는 상황에 처한다 해도 며칠간은 살 수 있다. 수면 역시 매우 중요하지만 하룻밤 깨어 있는다고 해서 목숨을 잃는 일은 없다.

하지만 숨을 쉬지 못한다면? 우리는 5분 안에 목숨을 잃는다. 이는 다시 말해, 우리가 IAP 호흡법을 실천해 복압호흡으로 숨쉬기만 해도 무의식적으로 행하는 엄청난 양의 호흡을 통해 신체의 극적인 변화를 일으킬 수 있다는 말이다.

숨을 들이마실 때뿐 아니라 내쉴 때도 배를 단단하게 부풀리자. 1일 3만 번, IAP 호흡을 통해 피로를 덜어낼 수 있는 엄청난 기회를 놓치지 말자.

1만 2,000미터를 헤엄쳐도
지치지 않는 비결

피로도 예방할 수 있다

스탠퍼드 스포츠의학센터에서 IAP 호흡법을 실시하게 된 계기는 작은 발상의 전환 덕분이었다.

기존의 상식에 따르면 피로란 선수들이 수면을 취하는 동안 자연스레 해소되어야 했다. 만약 충분한 수면 뒤에도 피로가 풀리지 않으면 트레이너 같은 전문가의 관리를 받는 것이 일반적이었다. 즉, 피로는 전문가의 도움 없이 스스로 해결할 수 없는 영역이었던 것이다.

그런데 만약 선수 스스로 피로를 조절하고 '예방'할 수 있다면? 피로에 대해 수동적인 자세를 취하기보다, 평소 움직임에서 쌓이는 피로를 최소화하고 이를 활용해 적극적으로 대처한다면?

만약 이것이 가능하다면 선수 트레이너는 대증요법을 활용해 신체 손상을 최소화하는 '소극적 관리'뿐 아니라 컨디션을 조절해 신체 기능을 강화하는 '적극적 관리'에도 집중할 수 있다. 게다가 피로를 예방함으로써 선수들의 가장 큰 걱정거리인 부상도 막을 수 있다.

마침 1990년대 말엽부터 스포츠의학계에서는 선수 개개인에 맞춘 기능성트레이닝functional training이 주목받기 시작했다. 그리고 스탠퍼드에서는 이를 피로 해결의 열쇠로 보았다. 기능성트레이닝이란 모든 선수에게 동일한 훈련을 시키는 것이 아닌, 경기별로 선수에게 필요한 훈련을 각기 다르게 시행하는 방식이다. 선수 각자의 상태에 맞춰 불필요한 움직임을 없앴기 때문에 효율적이고, 선수가 느끼는 피로를 조절할 수 있으며, 연습 동안 발생하는 부상의 위험도 막을 수 있다. 결과적으로 활동 중에 쌓이는 피로가 줄어드는 효과를 기대할 수 있다.

그런데 경기에 나가는 선수뿐 아니라 누구에게나 적합하고 효율적으로 몸을 단련할 수 있는 방법은 없을까? 이러한 고민 끝에 만난 것이 IAP 호흡법이었다.

1만 2,000m를 헤엄쳐도 지치지 않는 비결

IAP는 체코의 저명한 물리치료사 파벨 콜라르Pavel Kolar 박사가 제창한 동적신경근안정화Dynamic Neuromuscular Stabilization(이하 DNS) 이론에서 가장 중시하는 개념으로, DNS는 근육보다는 신경에 주목한 신체기능 이론이다. 콜라르 박사는 체코의 전통 있는 스포츠의학 전문기관인 프라하스쿨Prague School 출신으로 세계 각국의 트레이너와 물리치료사, 신경과의사에게 큰 영향을 끼쳤다.

프라하스쿨에서는 개교 이래 꾸준히 IAP를 중시해왔는데, 그들은 우리가 아기였을 때 모두 배의 압력을 유지한 채 호흡한다는 점에 주목했다. 아기들이 복압호흡을 통해 몸을 안정시킨다는 것이다. 그 과정을 통해 우리는 목을 가누고 몸을 뒤척이며 마침내 두 발로 설 수 있게 되었다. 프라하스쿨은 아기의 이러한 방식이야말로 몸의 중심을 안정시키고 중추신경과 신체 각 부위를 긴밀하게 연계시키는 가장 효율적인 방법이라고 보았다. 파벨 콜라르 박사는 이를 IAP 호흡법이라는 의학적 이론으로 체계화한 장본인이다.

지금은 많은 사람이 이 이론에 주목하고 있지만, 당시만 해도 IAP 이론을 선수에게 적극적으로 적용한 사례는 찾아보기 어려웠다. 결국 나는 체코로 건너가 콜라르 박사가 체계화한 IAP 호흡법을 직접 배웠고, 스탠퍼드로 돌아온 즉시 당시 내가 맡고 있던 수영팀에 적용했다.

그러자 놀라운 결과가 나타났다. 하루 8,000m에서 1만 2,000m를 헤엄치는 장거리 수영선수들에게서 '피로감이 줄었다' '팔의 움직임이 부드러워졌다'와 같은 피드백을 받을 수 있었다. 스탠퍼드 스포츠의학센터에서는 이러한 변화를 바탕으로 다른 종목의 선수들에게도 IAP 호흡법을 실시했다. 그 결과 거의 모든 선수에게서 동일한 효과가 나타났음을 확인할 수 있었다.

현재 스탠퍼드에서는 종목과 상관없이 모든 선수의 컨디션 조절과 피로 및 부상의 예방·회복을 위한 대책으로 반드시 IAP 호흡법을 포함시키고 있다.

'최적의 상태'일 때 일어나는 선순환

물론 우리가 선수들에게 IAP 호흡법을 적극적으로 도입하기 전부터 스탠퍼드에는 무의식적으로 복압호흡을 실천하는 선수들도 있었다. 그리고 이들은 예외 없이 모두 뛰어난 실력을 갖춘 일류 선수들이었다. 엄청난 양의 훈련을 반복하면서 복압호흡을 활용해 종목에 맞춰 올바르게 몸을 쓰는 방법을 터득한 덕분이다.

뛰어난 야구선수는 공을 던질 때 가장 효율적인 어깨와 허리의 움직임을 알고 그대로 실천한다. 뛰어난 수영선수는 빠르게 헤엄치기 위한 팔의 각도와 머리 위치를 유지하며 언제 봐도 변함없이 근사한 자세로 헤엄친다.

IAP 호흡을 실천하면 뇌(중추신경)에서 명령하는 가장 적합한 움직임이 근육과 관절에 효과적으로 전달된다. 그리고 근육과 관절에는 고유감각proprioception이라는 조직이 있어 신체가 움직일 때의 정보를 뇌로 전달하는 센서와 같은 작용을 한다. 비유하자면, 현장 직원에 해당하는 각 신체 부위가 고유감각이라는 전달 수단을 통해 사장에 해당하는 뇌에 상황을 보고하는 것이다.

직장인이라면 누구나 공감하겠지만, 사장의 명령과 현장 상황이 일치할 때 가장 만족스러운 결과를 얻을 수 있다. 반대로, 사장이 아무리 어깨를 움츠리라고 명령해도 현장에 있는 관절이 이 명령을 따를 수 없다고 판단하고 반응한다면 우리의 움직임은 모두 흐트러지고 만다. 이 상황을 보완하기 위해 다른 현장 직원이 뛰어드는 것은 결국 몸에 무리가 가고 피로감을 부추기는 결과를 낳는다.

일류 선수일수록 사장의 명령(뇌)과 현장의 상황(신체)이 일치한다. 즉, 복압호흡으로 생긴 체내 압력이 체간과 척주를 지탱해 몸 전체가 가장 적합한 자세를 취할 수 있도록 돕는 것이다. 어느 한쪽으로 틀어지거나 치우치지 않은 최적의 상태라 할 수 있다.

현장에 닿는 연락 경로가 원활한 상태라면 사장이 내린 '어깨를 움츠려라!'라는 명령을 차질 없이 신속하게 실행할 수 있다. 다시 말해 우리 몸이 제대로 정비되어 있을 때 고유감각에서 보내는 '이 정도의 어깨 각도를 유지할 때 홈런을 칠 수 있다'는 정보를 정확하고 신속하게 뇌에 전달할 수 있다는 것이다. 그리고 이때 우리의 뇌는 전달받은 감각 정보를 패턴화해서 저장한다.

이러한 과정이 반복되면 선수의 움직임은 점점 더 능숙해지고 매끄러워진다. 신체 기능이 향상할 뿐 아니라 불필요한 움직임이 줄어들어 쉽게 지치지 않는다. IAP 호흡법으로 복압을 높여서 몸의 중심을 바로잡고 중추신경의 명령 전달 경로를 정비하면 우리 몸에서도 선순환이 일어날 수 있다.

IAP 호흡법으로 복압을 높여 몸의 중심을 바로잡자. 그러면 근육은 물론 뇌의 명령이나 정보 전달 시스템도 정비돼 자연스럽게 피로에 강한 몸을 만들 수 있다.

키가 큰 사람과 작은 사람 중
누가 더 피곤할까?

키가 큰 사람이 되어라

IAP 호흡법을 실천해 바른 자세를 되찾으면 자연스럽게 피로를 덜 수 있다. 하지만 처음부터 복압을 의식하고 유지하는 것은 쉽지 않은 일이다. 그렇다면 우리 몸에 바람직한 자세를 쉽게 유지할 수 있는 방법은 무엇일까?

나는 키 큰 사람이 되자고 말한다. 단순히 '180cm가 넘는 사람이 더 자세가 좋다'는 말이 아니다. 여기서 말하는 키가 큰 사람은 실제 키보다 더 커 보이는 사람을 뜻한다.

- 등이 굽지 않았다.

- 허리를 뒤로 젖히고 있지 않는다.

- 몸을 움츠리고 있지 않는다.

키가 커 보이는 사람들은 공통적으로 위와 같은 특징을 갖고 있다. 평소 최적의 자세를 유지하고 싶다면 본인이 가장 키가 커 보일 수 있는 자세를 떠올리자. 동시에 IAP 호흡법을 실천해 몸의 중심을 안정시키면 그 자세를 유지하는 데 많은 도움이 된다.

그런데 올바른 자세를 위해서 몸의 중심인 체간과 척주를 바르게 유지해야 한다고 말하면 으레 이런 질문이 따라온다.

"그렇다면 근력운동을 하는 게 도움이 될까요?"

"IAP 호흡법을 하는 것보다 체간을 단련하는 게 더 효과적이지 않나요?"

결론부터 말하자면, 근력운동이나 체간트레이닝만으로 몸의 중심을 단련하고 신체 각 부위가 최적의 상태를 유지하도록 정비하기는 어렵다. 체간트레이닝을 비롯한 대부분의 근력운동은 근육을 수축시키기 때문이다.

근육이 수축한 상태에서 키가 커 보이는 자세를 취하는 것은 매우 힘들다. 힘을 잔뜩 줘 단단히 뭉친 주먹밥과 부드럽게 쥔 부슬부슬한 주먹밥을 생각해보라. 두 주먹밥에 사용된 쌀의 양이 같다

IAP가 상승할 때 복부 단면도

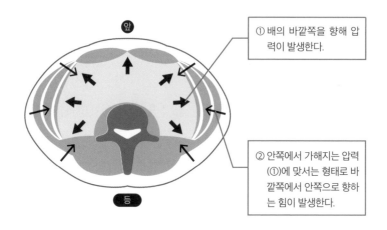

① 배의 바깥쪽을 향해 압력이 발생한다.

② 안쪽에서 가해지는 압력(①)에 맞서는 형태로 바깥쪽에서 안쪽으로 향하는 힘이 발생한다.

! IAP 호흡법으로 배의 '안쪽과 바깥쪽을 모두' 단련할 수 있다!

면 힘껏 쥔 주먹밥이 더 작아 보이는 것이 당연하다.

근력운동을 하면 배의 근육이 수축해 단단해진다. 이때 근력은 바깥에서 안쪽을 향해 작용하므로 배는 움푹 들어간다. 근력운동할 때의 배는 튀김옷은 단단하지만 속은 텅 빈 크로켓이나 마찬가지다. 하지만 IAP 호흡법을 통해 복압이 상승하면 위의 그림처럼 배의 안쪽과 바깥쪽에서 동시에 힘이 작용한다. 튀김옷도 단단하고 속도 꽉 차서 **빵빵해진** 크로켓과 같다.

그렇다면 다시 한 번 복압호흡의 원리를 되새겨보자. 호흡을 할 때 횡격막을 내리면(위쪽에서 내리누르는 형태) 배가 압축되어 복부 내부에 압력이 발생한다. 그러면 배가 자연스럽게 부풀어 오른다(바깥쪽으로 향한 화살표). 압력으로 인해 배가 부풀면 숨을 내쉴 때 배의 근육이 복부 내압에 맞서서 안쪽으로 수축하려 한다(안쪽으로 향한 화살표). 이렇게 바깥쪽 화살표와 안쪽 화살표가 동시에 작용하면 몸의 중심이 더욱 단단해진다.

속이 텅 빈 크로켓과 속이 꽉 찬 크로켓 중 어떤 것이 더 단단할지는 말하지 않아도 알 것이라고 생각한다.

잘못된 호흡이 요통을 부른다

나는 2016년까지 스탠퍼드에서 남자 농구팀과 야구팀을 함께 담당했다. 당시 고등학교를 갓 졸업하고 스탠퍼드에 입학한 1학년 선수 대부분은 경중에 상관없이 모두 요통에 시달리고 있었다. 쉴 없는 훈련으로 인한 잦은 허리 부상 탓이었다.

그런데 허리 통증으로 괴로워하는 선수들을 살펴보니 놀랍게도 모두 같은 방식으로 호흡하고 있었다. 훈련 중에 숨을 깊이 들이마시며 근육을 수축시키는 호흡을 끊임없이 반복하고 있었던 것이다. IAP 호흡법과는 반대로 숨을 들이마실 때 배를 수축해서 몸을 단단히 조이면 마치 코르셋을 착용한 것과 비슷한 효과가 난다.

게다가 배를 안쪽으로 수축한 상태에서 운동을 하면 복압이 충분히 올라가지 않았기 때문에 몸의 중심이 불안정해진다. 이 상태로 훈련을 계속하면 허리의 근력을 사용해 몸을 강제로 안정시키려 하므로 척추는 불안정해지고 허리에 가해지는 과도한 부담으로 만성적인 요통에 시달리게 된다.

나는 요통에 시달리는 신입생 전원에게 훈련을 시작하기 전 IAP 호흡법을 실시하라고 지시했다. 무엇보다 배를 집어넣는 호흡을 그만두게 했다. 그 대신 IAP 호흡법으로 복압을 높여 몸의 중심을 안정시키고 중추신경의 명령이 원활하게 전달될 수 있도록 몸의 상태를 재정비했다.

훈련 중에는 물론, 연습 전후에 이러한 호흡 관리를 반복하자 선수들의 상태는 변화하기 시작했다. 신체 기능이 개선되고 경기 중 몸이 느끼는 부담감도 줄었다. 게다가 야구선수들이 만성적으로 느끼던 요통에서도 어느새 벗어날 수 있게 되었다.

한 1학년 투수는 고교 시절부터 허리 통증에 시달리곤 했는데, 뒤늦게 피로골절로 인해 뼈에 금이 갔다는 사실을 발견한 경우였다. 하지만 놀랍게도 스탠퍼드 입학 후 실시한 재활치료 과정에서 IAP 호흡법을 함께 진행한 뒤로 더 이상 허리 통증이 재발하지 않

배를 집어넣는 호흡 = 충격을 방어하는 자세

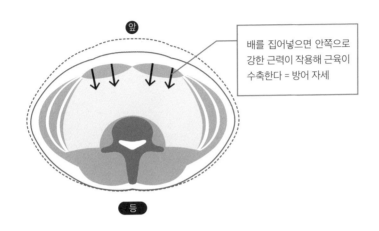

배를 집어넣으면 안쪽으로
강한 근력이 작용해 근육이
수축한다 = 방어 자세

! 배를 집어넣으면 몸이 굳어 기동성이 떨어진다.

았다. 매 경기 전력투구할 수 있게 되었다. 덕분에 현재 스탠퍼드
야구 시합에서 이 선수가 선발투수로 나서는 날에는 반드시 메이저
리그의 스카우트가 다녀갈 정도로 뛰어난 실력을 발휘하고 있다.

세포까지
건강한 몸을 만든다

15초, 집중력을 되돌리는 시간

평소에 자주 피로를 느낀다면 자신의 호흡 습관이 어떤지 확인해
보자. 1장에서 이야기했듯이, 갈비뼈의 위치를 통해 자신의 호흡
방식을 알 수 있다.

- 복장뼈의 하단 끝과 좌우 갈비뼈의 끝을 이은 각도가 90도 이상이다.
- 아래쪽 갈비뼈가 튀어나왔다.

두 가지 경우에 모두 해당되는 사람은 평소 가슴으로만 호흡한다고 볼 수 있다. 피로와 스트레스가 쌓인 사람은 대부분 이러한 증상을 나타내는데, 횡격막을 제대로 아래로 밀어내지 못하는 지나치게 얕은 호흡이 버릇으로 굳어졌기 때문이다.

운동선수의 트레이너들은 이와 같이 '가슴으로 하는 호흡'을 역행성 호흡이라고 부른다. IAP 호흡법과는 반대로 숨을 쉴 때 가슴이 올라가고 배가 움푹 들어가 있기 때문이다. 하지만 '역행'이라는 말에서 알 수 있듯이 이는 환영할 만한 상태가 아니다. 호흡 시 '가슴이 올라가고 배가 내려가는 것'은 인체의 메커니즘을 벗어난 움직임이기 때문이다. 실제로 역행성 호흡을 지속하면 자세가 망가지는 등 단점이 훨씬 크다.

그런데 종목이 무엇이든 경기 중 집중력을 잃은 선수는 스스로도 알아채지 못하는 사이 목을 움츠리고 자세를 앞으로 숙인 채 배를 집어넣는 역행성 호흡에 빠지는 일이 많다. 이때의 우리는 중추신경의 명령을 제대로 받아들이지 못하는 상태다. 자연스레 몸에 무리가 가는 동작을 반복하게 된다. 결국 부상의 위험은 점점 커지며 피로가 계속해서 쌓이는 결과를 낳는다. 나는 선수들에게 이러한 증상이 나타날 때마다 이렇게 조언한다.

"타임아웃 시간에 IAP 호흡법을 시도해봐. 15초면 한 세트는 충분히 할 수 있어. 몸을 올바른 상태로 되돌리고 피로를 예방하는 데도 도움이 되니까 경기력을 높일 수 있을 거야."

스스로 컨디션을 조절할 수 있는 이러한 방법은 운동선수뿐 아니라 직장인에게도 도움이 된다. 정신없이 바쁜 일상 중 집중력이 떨어질 때, 업무에 차질이 생겨 초조해지거나 심장이 두근거릴 때에도 응용할 수 있다. 횡격막과 자율신경은 밀접하게 연계되어 있다. IAP 호흡을 통해 횡격막의 올바른 움직임을 찾는 것만으로도 불안감을 조절할 수 있다.

피곤하거나 긴장해서 호흡이 얕아졌다면 IAP 호흡법을 통해 복압을 높이자. 그러면 몸은 반드시 안정을 되찾을 것이다.

평범한 수면시간을 최고의 회복 타이밍으로!

선수들의 컨디션을 관리하는 것은 물론 부상 입은 선수를 관리하는 것 또한 트레이너가 해야 할 중요한 임무다.

대부분의 트레이너는 부상 때문에 몸을 잘 움직이지 못하는 선수에게 가능한 부상 초기에, 움직일 수 있는 범위 내에서 꾸준히 몸을 움직일 것을 조언한다. 이유는 크게 두 가지다.

첫째, 몸을 움직이지 않으면 신체 기능이 떨어지기 때문이다.

둘째, 낮에 몸을 충분히 움직여야 밤에 수면을 취하는 동안 신체가 회복되기 때문이다.

부상을 이유로 아무런 운동도 하지 않으면 교감신경과 부교감신경의 역할 교대가 원활히 이루어지지 않는다. 게다가 자율신경이 흐트러져 밤에 충분한 휴식을 취할 수 없다. 깊이 잠들지 못하면 신체의 복구작업 역시 순조롭게 진행되지 않는다.

즉, 피로가 쌓이지 않도록 가만히 있겠다는 생각이 오히려 신체 회복을 방해해 그만큼 쉽게 피로에 빠지게 만드는 것이다.

이 이론을 바탕으로, 피로를 고민하는 사람에게 조언한다. 낮 동안 꾸준히 운동해 교감신경이 우위를 차지하도록 만들자. 그러면 우리가 휴식을 취하는 밤에는 부교감신경으로의 전환이 원활하게 이루어져 수면 중에 충분히 피로를 풀 수 있다.

하지만 나의 조언을 실천하기 어려운 사람도 많을 것이다. 과도한 업무에 시달리는 사람이 업무 시간에 운동하는 것은 현실적으로 불가능하다. 어쩔 수 없이 퇴근길에 헬스장에 들러 열심히 운동한다 해도 결과적으로는 교감신경이 우위를 차지한 채로 밤을 맞이하게 된다. 결국 또 숙면을 취하지 못한다.

특히 평소 바쁘게 지내는 사람, 스트레스가 쌓인 사람, 가슴으로 호흡하는 사람일수록 활동을 담당하는 교감신경이 우세하다. 이들은 평소에도 피로가 풀리기는커녕 몇 배로 불어날 위험마저 안고 있는 셈이다.

그러므로 반드시 잠들기 전 2분간 IAP 호흡법을 실천하는 습관을 들이자.

나는 재활치료 중인 모든 선수들에게 신체에 큰 부담을 주지 않는 가벼운 운동과 함께 취침 전 반드시 IAP 호흡을 실천하라고 권한다. 앞서 이야기했듯이, IAP 호흡법의 열쇠를 쥔 횡격막에는 자율신경이 집중되어 있는데, 배를 부풀리며 길고 느리게 호흡하면 횡격막이 움직이면서 부교감신경이 자극돼 잠을 자는 동안 우위를 차지할 수 있도록 돕기 때문이다.

깊이 잠든 사람의 배가 오르내린다면 복부압력이 제대로 작용한다는 증거다. 신경의 흐름이 원활해지고 부교감신경이 우위를 차지해 손상된 세포를 복구하는 작업도 원활하게 진행된다. 또한 잠들기 전 횡격막을 움직이면 우리가 잠든 사이 굳었던 어깨가 이완해 어깨 결림이 줄어든다는 견해도 있다. 그만큼 취침 전의 IAP 호흡법은 휴식의 질을 높이는 데 매우 효과적이다.

신선한 산소로 세포의 자기회복력을 UP

일본의 야구선수인 스즈키 이치로すずきいちろう 선수는 경기는 물론, 훈련을 할 때에도 혈중산소농도를 떨어뜨리지 않기 위해 설계된

별도의 프로그램을 수행한다. 운동할 때 근육을 움직이려면 대량의 산소가 필요하므로, 신체 기능을 향상시킨다는 측면에서 이러한 훈련 방식은 일리가 있다. 게다가 근육에 산소가 부족하면 피로 물질이 쉽게 쌓이므로 혈중산소농도를 높이는 것은 피로 예방에도 도움된다.

1장에서 격렬한 운동과 상관없는 직장인의 피로는 젖산과 상관없다고 밝힌 바 있다. 하지만 산소는 젖산과 달리 격렬한 운동을 하는 운동선수와 평범한 일상생활을 하는 직장인의 피로에 모두 관여한다.

격렬한 운동 후에 피로가 쌓이는 이유는 운동에 필요한 에너지를 만들기 위해 세포에서 대량으로 산소를 소비하면서 발생한 활성산소 때문이다. 활성산소는 건강한 세포를 훼손하는데 이렇게 손상된 세포에서는 노폐물(피로물질)이 발생하며, 이들이 쌓이면 세포가 정상적으로 기능하지 못한다. 세포가 제대로 일하지 못하면 몸의 움직임이 둔화하고 그 결과 피로를 느끼게 된다.

활성산소의 주된 원인은 바쁜 직장인이라면 누구나 시달리는 스트레스와 야근이다. 게다가 평범한 일상생활을 할 때에도 어느 정도 발생하므로 활성산소를 아예 없애는 것은 애초에 불가능하다. 따라서 활성산소가 과도하게 늘어나지 않도록 관리하고, 활성산소가 만들어낸 노폐물을 제때 제거하는 것이 피로 관리의 핵심이다.

이를 위해서는 혈액 속의 영양과 산소가 신체 구석구석까지 골고루 전달돼 세포가 건강한 상태에서 일할 수 있도록 해야 한다. 온몸에 신선한 산소가 공급되면 몸 안의 세포는 활발히 활동을 시작한다. 바로 이때 세포의 자연치유능력이 발휘되면서 육체 피로를 빠르게 해소할 수 있다.

피로를 쌓아두지 않는 체질을 만들기 위해선 충분한 산소 공급이 무엇보다 중요하다. IAP 호흡을 하면 횡격막이 아래로 내려가기 때문에 복식호흡을 할 때보다 더 많은 대량의 공기가 유입된다. 다시 말해, IAP 호흡법을 실천하면 충분한 산소를 혈액에 공급할 수 있고 이를 통해 피로 예방의 토대를 마련할 수 있는 것이다.

배를 부풀린 채로, 좋은 산소를 충분히 들이쉴 수 있도록 호흡하자. 그러면 복압 상승으로 인한 체간과 척주의 안정은 물론 많은 양의 산소를 공급할 수 있다는 두 가지 효과를 누릴 수 있다.

최신·최강의 피로 예방 이론, IAP

선수들이 최고의 실력을 발휘할 수 있도록 돕고 부상이나 피로에서 선수의 몸을 지켜내는 것이 트레이너의 사명이다. 최근에는 이러한 목표를 달성하기 위해 많은 트레이너들이 중추신경에 주목하고 있다. 근육만을 단련하는 시대는 이미 오래 전에 끝났다. 최신 트레이닝의 비법은 근육과 상호작용하는 신경 관리다.

나도 매일 새롭게 등장하는 지식을 제대로 알고 적용하기 위해 트레이너, 물리치료사, 영양사 등 다양한 분야의 전문가를 대상으로 하는 세미나에 정기적으로 참가한다. 결국 트레이너의 역할이 새롭게 얻은 지식을 선수들이 쉽게 실천할 수 있게끔 프로그램으로 개발하고 실용화하는 영역까지 발전한 것이다. 그리고 이러한 목표 아래 다양한 시행착오를 거듭한 결과, 스탠퍼드에서는 피로와 부상을 예방할 수 있는 핵심이 IAP에 있다는 결론에 다다랐다.

하지만 여기서, 피로를 예방하는 것도 중요하지만 이미 피로가 쌓여 있는 상태이면 어떻게 하느냐고 의문을 가질 수 있다. 지금 당장 피로를 풀 수 있는 확실한 대증요법은 없을까?

스탠퍼드 스포츠의학센터에서는 이미 체내에 쌓인 피로에 대처하는 피로 해소법을 마련해, 훈련 후 지친 선수들이 빠르게 체력을 회복하도록 관리한다. 이어지는 3장에서는 즉시 피로를 해소할 수 있는 스탠퍼드식 궁극의 회복법이 무엇인지 살펴보겠다.

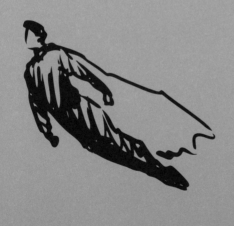

스탠퍼드 스포츠의국이
16년간 실천하며 증명한
몸과 뇌를
최고의 상태로
바꾸는 법

평범한 수면 시간이
최고의 회복 시간이 된다.

7시간 푹 잤는데
왜 피로가 풀리지 않는가?

세계에서 손꼽히는 피로 대국

나는 선수들의 건강을 관리하는 트레이너로서 피로와 관련된 많은 자료를 살펴보는데, 일본인의 피로도가 세계적인 수준이라는 사실을 종종 실감하곤 한다.

2015년 일본 총무성에서 실시한 노동력조사에 따르면 일본인 근로자의 20.8%가 일주일에 49시간 이상 일하는 '장시간 노동자'인 것으로 나타났다. 이 조사에서 한국은 32.0%로 세계에서 가장 높은 비율을 기록했으며, 홍콩이 30.1%를 기록하며 2위를 차지했다. 이는 미국 16.4%, 독일 9.6%, 덴마크 8.4%와 비교했을 때 확연히 비교되는 수치다.

반면 일본의 연간 휴일 수는 137.4일(한국 평균 116.2일)로 영국과 거의 비슷하다. 가장 많이 쉬는 독일이나 프랑스가 145일이므로 일본의 휴일 수 자체는 적지 않은 편이다. 하지만 일본 후생노동성이 실시한 2016년 국민건강·영양조사에서 30~40대 일본인의 약 30%가 '최근 한 달 사이에 충분한 수면을 취하지 못했다'고 답했다. 이는 한창 일할 인구의 4분의 1에 해당하는 사람이 피로를 견디기 위해 애쓴다는 의미다.

많은 이들이 '연휴 동안 밀린 잠을 자면 쌓였던 피로가 풀리지 않을까?'라는 기대를 한다. 하지만 부족한 잠을 몰아서 자는 방식으로는 피로를 해소할 수 없다. 오히려 그저 가만히 있으면 더 피로해진다는 지적도 있다. 피로는 적극적으로 풀려고 노력해야만 해소할 수 있다.

3장에서는 이미 피로가 쌓인 사람, 지금 당장 피로를 해소하고 싶은 사람을 위해 피로 해소에 효과적인 대중요법을 몇 가지 소개하려고 한다. 피로는 제때, 적절한 방법으로 해소하면 체내에 쌓이지 않고, 장기적으로는 피로에 강한 몸을 만들 수 있다. 그렇다고 지금부터 소개할 피로 해소 방법을 모두 실천할 필요는 없다. 자신에게 맞는 쉬운 방법부터 하나씩 시도하는 것으로 충분하다.

과로로 죽는 나라, 일본의 노동 근로 실정

① 일주일당 장시간 노동자 비율(취업자)

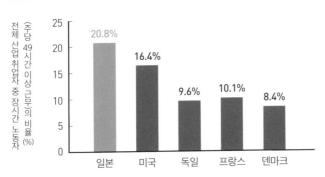

전체 산업 취업자 중 장시간 노동자 (주당 49시간 이상 근무)의 비율 (%)

25

20.8%

16.4%

9.6% 10.1%

8.4%

일본 미국 독일 프랑스 덴마크

> ❗ 한국 32.0%, 홍콩 30.1% 등 동아시아 국가들은 대부분 장시간 노동국인 것으로 나타났다.

② 1인당 연간 평균 실제 노동 시간(취업자)

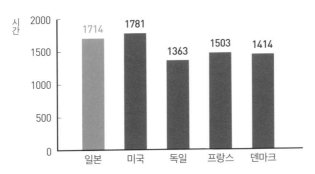

시간

2000

1714 1781

1363 1503 1414

일본 미국 독일 프랑스 덴마크

> ❗ 미국은 장시간 노동·높은 생산성, 일본은 장시간 노동·낮은 생산성이라는 차이가 있다.

> ❗ 한국의 연간 평균 노동 시간은 2,071시간으로, 멕시코와 코스타리카의 뒤를 이어 세계 3위를 기록했다.

가만히 있어도 피로는 쌓인다

구체적인 회복법을 다루기 전에 짚고 넘어가야 할 것이 하나 있다. 야근이 없거나 매일 7시간씩 숙면을 취하는 사람이라도 피로는 피해갈 수 없다는 것이다. 우리 신체가 비대칭이기 때문이다.

IAP 호흡법의 핵심 요소이기도 한 횡격막은 오른쪽이 더 두꺼운 커다란 돔 형태다. 오른쪽 횡격막이 더 두꺼운 이유는 꽤 커다

우리의 몸은 모두 비대칭이다

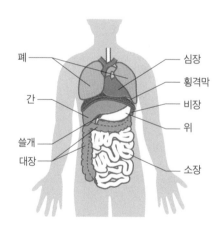

🛑 커다란 간 때문에 오른쪽 횡격막은 왼쪽보다 두껍다.

란 장기에 속하는 간을 횡격막이 위쪽에서부터 감싸는 형태이기 때문이다. 반대로 주먹 하나보다 작은 비장을 감싸는 왼쪽 횡격막은 더 길고 얇다.

우리 몸 내부의 모든 요소는 비대칭이다. 주먹 크기의 심장은 몸의 중심에서 왼쪽으로 치우쳐 있으며 심장보다 커다란 간은 몸의 오른쪽에 자리하고 있다. 근육 역시 자연스레 장기의 위치에 영향을 받는다. 최근 미국에서는 이러한 신체 좌우 비대칭에 착안한 트레이닝법이 등장하기도 했다.

우리 몸의 좌우 밸런스는 모두 다르기 때문에 아무런 조치 없이 이를 오랫동안 방치하면 몸의 전체 균형이 무너져내린다. 이 말은 즉, 조치를 취하지 않으면 누구나 피로에 약한 몸이 된다는 뜻이다. 따라서 우리 모두에게는 대책이 필요하다.

피로를 리셋하는
'동적 회복법'

피로가 쌓이는 나쁜 버릇이 있다?

누구나 피로가 쌓였을 때 몸이 뻣뻣하게 굳는다는 느낌을 받은 적
이 있을 것이다. 이때 우리는 대부분 무의식적으로 기지개나 스트
레칭을 통해 몸을 다시 유연하게 만들려 한다. 그런데 팔다리를 쭉
뻗는 행동이 실제 피로회복에 도움이 될까?

스트레칭은 일시적인 근육의 피로에는 효과가 있을지 모르지
만, 진짜 문제인 만성피로를 뿌리 뽑을 수는 없다. 기지개의 효과
는 그리 오래가지 않는다. 몸이 뻣뻣하게 굳는 경화 현상은 어디까

지나 피로의 결과일 뿐이다. 우리가 피로를 느끼는 진짜 원인은 따로 있다. 바로 우리 몸에 밴 잘못된 버릇들이다.

피로는 중추신경과 신체 각 부위의 상호작용이 원활하지 못한 데서 비롯된다. 잘못된 동작을 무리하게 반복한 결과 피로가 쌓이는 것이다.

이상한 버릇이 몸에 배면 신체 가동 범위가 좁아진다. 예를 들어, 고관절 대신 허리를 써서 상체를 굽히는 버릇이 있으면 실제 움직여야 할 고관절은 점점 뻣뻣해지고 엉뚱한 부위인 허리에 피로가 쌓인다. 그 결과 우리 몸은 불필요한 부담을 느낀다. 게다가 이 상태를 방치하면 뇌에서도 잘못된 명령을 내리기 시작한다. 악순환이 반복되는 것이다.

잘못된 버릇을 바로잡지 못하면 아무리 스트레칭을 해도 몸의 균형이 다시 무너지고 만다. 움직임의 범위도 다시 좁아진다. 결국 몸의 균형이 점점 무너지면 피로가 쌓이고, 이 상태가 지속되면 쉽게 지치고 피로가 풀리지 않는 몸으로 변해간다. 따라서 피로의 원인인 잘못된 버릇을 개선하는 것이 선행되어야 한다.

하지만 자신의 나쁜 버릇이 무엇인지 깨닫는 것은 매우 어렵다. 피로를 느끼면서도 피로의 정체를 제대로 파악하지 못하는 것과 마찬가지라고 할 수 있다.

그러나 안심하자. 우리는 이미 피로의 근본 원인이 중추신경과 몸의 신호가 어긋났기 때문이라는 것을 알고 있다. 따라서 이를 바로잡아 이상한 버릇을 초기화하면 된다. 앞 장에서 다룬 IAP 호흡법의 목표 역시 동일하다. 단지 IAP 호흡법은 예방의 의미가 더 강하다는 차이가 있을 뿐이다. 지금부터는 피로를 빠르게 해소하기 위한 대증요법인 '동적 회복법'을 소개하겠다.

움직이지 않는 하루가 피로를 부추긴다

동적 회복법은 글자 그대로 몸을 움직이면서 회복을 꾀하는 방법이다. 먼저 가벼운 운동과 회복의 관계를 살펴보자.

노벨 생리학·의학상 선정위원회가 있는 스웨덴 카롤린스카 연구소Karolinska Institutet에서 활약한 안데르스 한센Anders Hansen은 우리의 뇌는 본래 몸을 움직이게끔 만들어졌으며 이러한 뇌의 구조는 원시시대와 크게 달라지지 않았다고 말한다. 즉, 사람은 본래 끊임없이 움직이도록 설계되었다는 것이다.

그런데 피로에 시달리는 대다수의 직장인은 운동을 거부한다. 중요한 회의, 까다로운 서류 작성, 성가신 거래처 미팅 등 대부분의 업무를 컴퓨터로 처리하는 오늘날의 직장인은 일이 바쁠수록 몸을 움직일 기회가 줄어든다.

특히 너무 피곤한 날에는 더욱 아무것도 하고 싶어 하지 않는다. '운동을 하라니 있을 수 없는 일이야. 그냥 자고 싶어'라고 생각하는 마음도 이해한다.

하지만 다음 날까지 피로를 쌓아두지 않으려면 그런 날일수록 가벼운 운동을 하는 편이 좋다. 20~30분 정도의 달리기나 수영과 같은 가벼운 유산소운동은 뇌(중추신경)를 자극해 피로 해소에 도움을 준다. 혈액순환을 촉진해 뇌와 근육에 산소를 공급, 피로 물질이 쌓이는 것을 막고 잘못된 버릇을 해결하는 것이다. 이로 인해 뭉친 근육이 풀리고, 자율신경과 호르몬도 서서히 균형을 되찾을 수 있다.

특히 스트레스가 쌓이면 밤에도 교감신경이 우위를 차지해 숙면을 취하기 힘들다. 이때 가볍게 땀 흘리는 정도의 운동으로 교감신경을 더욱 활발하게 만들면 취침 시간에는 교감신경의 활동이 빠르게 저하되고 자연스레 휴식에 관여하는 부교감신경이 우위를 차지하게 된다. 자율신경이 안정을 되찾으면 몸과 뇌도 휴식 상태로 들어갈 수 있다.

따라서 피로를 해소하기 위해서는 가만히 있는 것이 아니라 가볍게 몸을 움직이는 편이 좋다.

몸을 두 번 리셋하라

가벼운 유산소운동은 피로 회복에 확실한 도움이 된다. 그런데 피로를 해소하고 몸에 밴 잘못된 버릇을 완전히 없애기 위해서는 운동 전 준비 단계와 운동 후 마무리 단계 역시 중요하다.

운동 전후, 지금부터 소개할 '초기화 동작'을 추가하면 피로 해소의 효과를 높일 수 있다. 이것이 바로 동적 회복법의 핵심이다.

나쁜 자세를 오랜 시간 유지하면 몸의 중심이 틀어질 수밖에 없다. 초기화 준비동작은 운동 시작 전 중추신경을 자극해 잘못된 신체 버릇을 바로잡는다. 신체 각 부위의 올바른 위치와 동작법이 원활하게 전달돼 달리기, 수영 같은 운동도 무리 없이 해낼 수 있도록 돕는다.

운동을 마친 후에는 초기화 마무리동작을 하자. 운동을 하다보면 자연스레 근육이 수축한다. 하지만 그 상태 그대로 운동을 마무리하면 몸의 균형이 다시 무너질 수 있다. 긴장해서 움츠러든 근육을 올바른 마무리동작을 통해 풀어주어야 한다. 수축했던 긴장이 풀리면 활동에 관여하는 교감신경과 휴식에 관여하는 부교감신경의 교대가 원활해지는 효과도 얻을 수 있다.

동적 회복법의 순서를 정리하면 다음과 같다.

① 운동 전 초기화 준비동작으로 몸에 밴 잘못된 버릇을 리셋한다.

② 20분 동안 달리기나 수영 같은 유산소운동을 가볍게 한다.

③ 운동 후 1시간 이내에 초기화 마무리동작을 수행해 수축했던 근육을 원래의 상태로 리셋한다.

도저히 운동을 할 여유가 생기지 않는다면?

그럴 때는 IAP 호흡법과 운동 전·후 초기화 동작만이라도 수행하자. 둘 다 몸에 밴 잘못된 버릇을 고쳐주고, 횡격막의 움직임을 바로 잡아 스트레스로 생긴 어깨 결림 등을 완화해준다. 게다가 아래로 향한 횡격막이 내장을 자극해 변비 해소에도 도움이 된다.

신체의 균형을 바로잡는 '초기화 준비동작'

누구나 쉽게 따라할 수 있는 세 가지 동작을 소개한다.
운동을 시작하기 전 다음 동작을 선행하자. 피로 해소가 목적이 아니더라도 준비운동 삼아 초기화 동작을 실시하면 향상된 신체 능력을 체감할 수 있다.

1 전진형 스킵 & 제자리 스킵

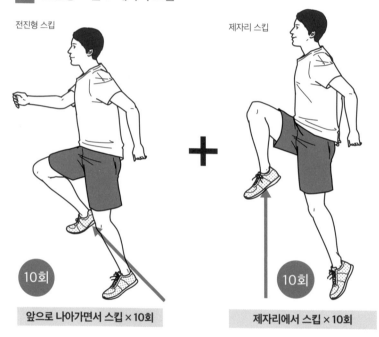

전진형 스킵

제자리 스킵

10회

10회

앞으로 나아가면서 스킵 × 10회

제자리에서 스킵 × 10회

한 발씩 번갈아 가며 가볍게 뛰어오르는 동작을 스킵skip이라고 한다.
스킵하면서 앞으로 나아가는 전진형 스킵을 10회(열 걸음), 제자리에서 스킵하면서 위로 뛰어오르는 제자리 스킵을 10회(열 걸음) 실시한다. 두 가지 스킵을 합해 20회(스무 걸음) 반복한다.

> ❗ 중추신경을 자극해 몸에 밴 잘못된 버릇을 없애고 신체 균형을 바로잡을 수 있다.

2 무게중심 점프

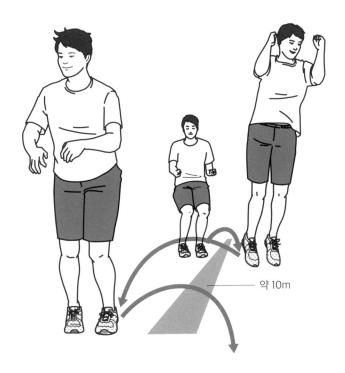

약 10m

바닥에 10m 정도의 선을 긋는다(선을 그었다고 가정해도 좋다).
두 발을 나란히 모으고 선을 중심으로 왼쪽, 오른쪽으로 번갈아가며 뛴다.
서두르지 말고 **두 발로 뛰어서 두 발로 착지**하는 동작을 10회 반복한다.

> ❗ 이 동작은 근육과 중추신경의 소통이 원활해지는 데 도움이 되므로 몸에 밴 이상한
> 버릇을 없애는 효과가 있다.

3 발뒤꿈치로 엉덩이 치며 달리기

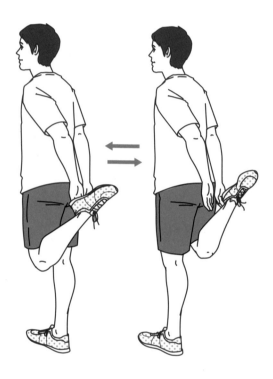

좌우 발뒤꿈치가 엉덩이에 닿도록 발을 높이 들어 달리는 동작을 천천히 10회 반복한다. 달리기 시작 전 준비운동으로도 좋다.

> ❗ 중추신경을 자극하고 쉽게 수축하는 허벅지 뒤쪽 근육(햄스트링)을 자극하는 효과가 있다.

뭉친 근육을 풀어주는 '초기화 마무리동작'

운동을 마친 후에는 수축한 근육, 그중에서도 특히 하반신 근육을 풀어서 원상태로 되돌리자. 달아오른 몸을 가라앉히기 위한 동작이므로 무리하게 근육을 늘리지 않도록 주의하자.

1 햄스트링 풀어주기

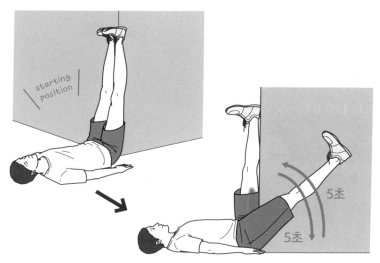

허리가 바닥에서 뜨지 않도록 유의하자

벽 모서리 부분에 한쪽 엉덩이를 대고 허리가 바닥에서 뜨지 않도록 주의하며 두 발을 직각 상태로 들어올린다. 이때 한쪽 다리만 벽에 기댄 상태를 유지한다. 벽에 기대지 않은 쪽 다리는 벽을 훑듯 천천히 5초 동안 아래로 내린다(땅에 닿지 않아도 괜찮다).
벽에 고정해둔 다리의 햄스트링이 늘어나는 것을 의식하면서 내렸던 다리를 5초 동안 원래 위치로 올린다. 좌우 5회씩 실시한다.

* 기댈 벽이 없을 때는 바닥에 누운 상태에서 두 다리를 동시에 천천히 5초 동안 올리고 그 자세를 5초 동안 유지한다(이때 허리가 뜨지 않도록 유의하자). 올렸던 다리를 5초 동안 천천히 내리고 이 동작을 10회 반복한다.

2 무릎 굽혀 팔 멀리 뻗기

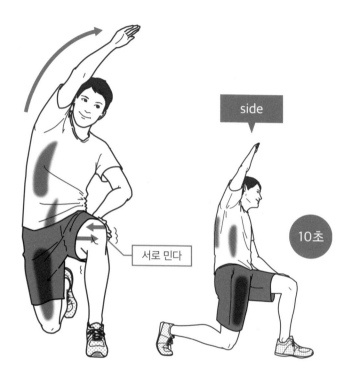

서로 민다

side

10초

한쪽 무릎은 바닥에 대고 반대쪽 무릎은 90도로 굽혀 세운다. 세워둔 무릎과 같은 쪽 손을 무릎의 바깥쪽에 대고 반대쪽 팔은 높이 든다. 세워둔 무릎은 최대한 바깥으로 밀고 무릎에 올려둔 손으로 무릎을 반대쪽(안쪽)으로 민다. 높이 든 손은 대각선 위쪽으로 최대한 멀리 뻗는다. 좌우 번갈아 10초씩 실시한다.

> ❗ 운동으로 인해 수축한 넙다리네갈래근(대퇴사두근), 큰허리근(대요근), 갈비사이근(늑간근), 넓은등근(광배근) 등 운동을 하며 수축했던 근육을 광범위하게 풀어준다.

우리는 너무 오래
앉아 있다

앉아 있는 생활습관이 목숨을 위협한다

'아침부터 밤까지 책상 앞에 앉아 업무를 보느라 피로를 해소할 새가 없다.'

　평범한 직장인은 대부분 격렬한 운동으로 생기는 급성피로가 아닌, 오랜 시간 피로가 누적된 만성피로에 시달린다. 이들은 대부분 '어깨가 뻐근하다' '다리가 무겁다'와 같은 특정한 신체 부위의 고통을 호소하곤 한다. 이는 감당할 수 없을 만큼 쌓인 피로가 상황에 따라 어깨나 눈, 허리 등을 통해 나타나는 것이다.

물론 직장인들도 운동이 피로 해소에 효과적이라는 것을 알고 있다. 하지만 피곤이 쌓였다는 이유로 업무 시간에 운동을 할 수는 없는 노릇이다. 게다가 일하면서 느껴지는 어깨나 다리의 피로감을 그 자리에서 당장 해소하고 싶은 사람도 있을 것이다.

특히 사무실에서 일하는 직장인들이 가장 많은 피로감을 호소하는 부위는 장시간의 데스크업무로 인해 발생하는 하반신 피로다.

많은 트레이너들이 엉덩이근육을 몸의 엔진이라고 여긴다. 엉덩이 근육은 우리 몸의 가장 큰 근육으로서, 우리의 몸을 지탱하고 하반신의 안정을 유지한다. 따라서 종목에 상관없이 운동선수라면 누구나 기본적으로 엉덩이근육을 단련하는 것을 중요시한다. 우리 몸의 엔진을 단련하면 몸 전체가 안정을 되찾으므로 피로에 강한 몸을 만들 수 있다.

근육은 너무 많이 써도 문제지만 사용량이 너무 적으면 움직임의 범위가 줄어드는 부작용이 나타난다. 결국 '움직이기 힘들다 → 가동 범위가 줄어든다 → 근육량이 줄어든다 → 더욱 움직이기 힘들어진다'와 같은 근력 저하의 악순환에 빠지게 된다. 열심히 쌓아둔 근육을 모조리 소진하게 되는 것이다. 근력이 떨어지면 다음과 같은 질병으로 이어질 확률 또한 상승한다.

혈액순환 악화, 신진대사 저하, 호르몬분비 저하, 오한, 부종, 권태감, 관절통, 요통, 요실금 등

엉덩이근육이라는 우리 몸의 엔진은 일어서고 앉는 등의 동작을 통해 스위치가 켜진다. 가만히 앉아 있기만 하면 중요 엔진에 불이 들어오지 않는다.

좌식행동연구의 권위자로 불리는 호주의 네빌 오언Neville Owen 박사는 일본 성인이 하루 평균 7시간 앉아 있다는 조사를 발표한 바 있다. 하루 7.5시간을 기록한 한국과 더불어 이는 세계 최고 수준으로, 세계인의 평균 수치는 5시간이다. 쉴 틈 없이 일하느라 자리를 떠나지 못하는 우리의 직장 풍경을 보여주는 결과다.

오언 박사는 장시간 앉아 있는 생활습관이 혈류와 신진대사를 저하시킬 뿐 아니라 협심증, 심근경색, 뇌경색, 당뇨병의 위험도 키운다고 지적했다.

앞서 언급한 카롤린스카 연구소의 안데르스 한센 역시 3시간 이상 앉아 있을 때 기억력 저하나 주의산만 같은 장애가 발생할 수 있음을 지적했다. 이런 상태에서 생산성이 오를 리는 만무하다.

스탠퍼드 의학부 역시 앉아만 있는 근무 환경을 재검토해야 한다고 꾸준히 문제 제기 중이다. 미국에서는 'Sitting kills you(앉아 있

는 생활습관이 당신의 목숨을 위협한다)'라는 제목의 기사가 발표되기도 했다.

장시간의 좌식생활은 건강에 무척 위협적이다. 그저 가만히 앉아서 피로를 호소하는 것에 그쳐서는 안 된다. 사무직의 피로는 발생하는 즉시 풀어주어야 한다.

하체 피로를 풀어주는 세 가지 다리운동

아무리 사무직에 종사하는 사람이라도 하루 종일 앉아 있지만 말고 30분에 한 번씩 일어나 하체의 피로를 풀어주는 것이 좋다. 업무용 책상을 바 테이블처럼 높게 만들어 서 있는 상태에서도 업무를 볼 수 있도록 사무실 환경을 바꾸거나, 의자 대신 밸런스볼을 사용하면 자세를 바꿔가며 앉을 수 있어 하체 피로를 해소하는 데에 훨씬 도움이 된다.

하지만 이러한 방법을 일반적인 회사에서 시도하기는 어렵다. 따라서 지금부터 소개할 세 가지 다리운동법은 일반적인 환경에서 일하는 많은 직장인들이 회사에서는 물론 집에서도 바로 실행할 수 있는 것이다. 하반신 피로 해소에 매우 효과적임을 물론이다. 장시간의 업무로 피곤함이 느껴질 때마다 실천해보자.

좌식 피로에 효과적인 세 가지 다리운동

1 주먹 압박하기

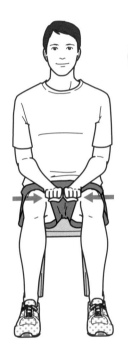

15초

의자에 앉은 상태에서 다리를 골반 넓이만큼 벌리고 무릎 사이에 두 주먹을 나란히 넣는다. 여성의 경우 주먹 하나만 넣어도 괜찮다.
주먹을 짓누르듯 양쪽 무릎을 안쪽으로 힘껏 밀면서 15초 동안 압박한다.

❗ 허벅지에 있는 모음근(내전근)을 자극하는 효과가 있다.
모음근이 뭉치거나 힘을 잃으면 몸의 균형이 무너지기 쉽다. 안짱다리의 원인이기도 하므로 발목이 불안정하거나 잘 넘어지는 사람은 반드시 실시하자.

2 무릎 압박하기

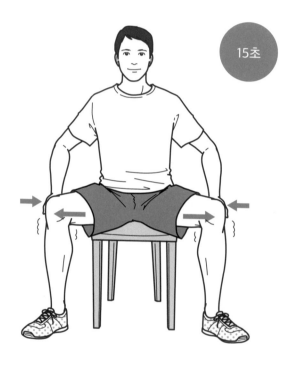

15초

의자에 앉은 상태에서 양쪽 무릎을 벌리고 양손을 각 무릎의 바깥쪽에 댄다.
무릎 사이가 더 벌어질 수 있도록 15초 동안 양 무릎을 바깥쪽으로 힘껏 민다.
양손은 바깥으로 벌어지려는 무릎을 누르듯 안쪽으로 15초 동안 힘을 준다.

❗ 허벅지 바깥 근육과 엉덩이근육을 동시에 자극할 수 있다.

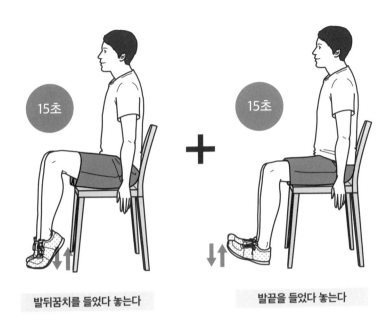

15초 + 15초

발뒤꿈치를 들었다 놓는다

발끝을 들었다 놓는다

양쪽 발끝은 바닥에 붙이고 발뒤꿈치를 15초 동안 천천히 반복해서 들었다 놓는다.
양쪽 발뒤꿈치를 바닥에 붙이고 발끝을 15초 동안 천천히 반복해서 들었다 놓는다.

❗ 종아리를 움직이면 무릎 뒤의 림프샘이 자극받아 온몸의 혈액순환을 돕고 피로물질
이 쌓이는 것을 막을 수 있다. 또한 앞정강근(전경골근)이라고 부르는 정강이근육도
단련할 수 있다.
발뒤꿈치·발끝 운동으로 정강이근육을 단련하면 좌식 생활로 쌓인 피로를 풀 수 있
고, 힘들이지 않고 발끝을 올려 편하게 걸을 수 있어 피로에 강한 몸을 만드는 데 도
움이 되며, 걸음걸이가 안정돼 넘어져서 생기는 부상을 예방할 수 있다.

어깨 결림이 벌어진 어깨뼈 때문!?

어깨 결림은 현대인에게 매우 흔한 증상이다. 그리고 많은 사람들이 이를 해소하기 위해 어깨를 주무르거나 두드리곤 한다. 하지만 어깨 결림을 근본적으로 해소하기 위해서는 어깨 주변 근육이 아니라 어깨뼈(견갑골)를 바로잡아야 한다. 어깨 결림은 어깨뼈에서 발생한 문제가 어깨 근육에까지 영향을 끼친 상태이기 때문이다.

실제로 허리가 앞으로 굽은 이른바 새우등인 사람은 좌우 어깨뼈 사이가 벌어져 있다. 컴퓨터로 문서를 작성할 때처럼 항상 구부정한 자세를 유지하고 있어 가슴 근육이 수축했기 때문이다. 이 상태가 지속되면 가슴이 등을 끌어당기는 형태가 되어 자연스레 어깨뼈가 벌어지고 등세모근(승모근)과 넓은등근(광배근)과 같은 등근육이 팽팽해진다. 자연스레 몸의 균형이 무너져 등 주변 근육의 긴장 상태가 계속되고 이때 우리는 '어깨가 뭉쳤다'고 느끼는 것이다.

따라서 어깨 결림을 근본적으로 해결하려면 벌어진 어깨뼈를 정상 범위까지 좁혀야 한다. 이어서 소개할 어깨뼈 돌리기 운동으로 벌어진 어깨뼈를 바르게 되돌리자.

동작을 따라 하기 힘든 사람도 최대한 가슴을 넓게 펴고 어깨를 크게 돌린다고 생각하면 좀 더 쉽게 실행할 수 있다. 이 동작은 운동으로 인한 어깨 통증이나 오십견과 같은 고민도 해결한다.

어깨 결림을 해소하는 어깨뼈 돌리기 운동

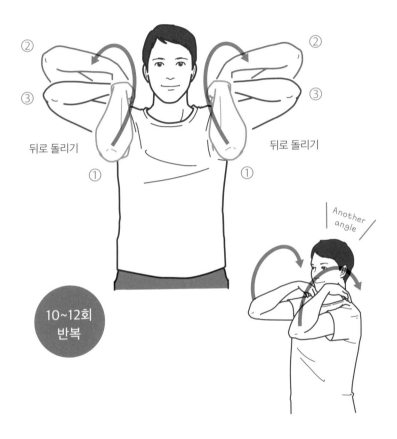

뒤로 돌리기

뒤로 돌리기

Another angle

10~12회
반복

팔꿈치를 굽히고 오른손은 오른쪽 어깨에, 왼손은 왼쪽 어깨에 가볍게 올린다.
가슴을 펴고 두 팔을 **앞에서 뒤로** 10~12회 정도 돌린다. 어깨뼈를 가운데로 좁히는 이미
지를 상상하자. 서서 하든 앉아서 하든 OK.

체내 압력을 높이면 허리 통증이 사라진다

요통은 어깨 결림만큼이나 우리를 괴롭히는 통증 중 하나다. 디스크나 급성 통증과 같은 심각한 질환에서부터 단순히 뻐근한 만성 통증에 이르기까지 요통의 범위는 무척 다양하다. 또 그 요인이 뜻밖의 부위에서 비롯되는 경우도 많다.

오랫동안 앉아 있다 보면 허벅지 뒤쪽 근육인 햄스트링이 뻣뻣해지는 증상이 나타난다. 뻣뻣하게 굳은 햄스트링은 계속해서 골반을 끌어당겨 결국 골반을 틀어지게 만든다. 이렇게 틀어진 골반은 몸의 균형을 잡아주는 척주세움근(척주기립근)을 끌어당기고 결국 허리와 몸의 중심은 점점 더 뒤틀린다. 즉, 뻣뻣한 햄스트링으로 인해 요통이 발생하는 것이다.

허리는 우리 몸의 중심인 만큼, 몸 여기저기에서 문제가 발생하면 온 힘을 다해 처리하려고 든다. 따라서 요통이 느껴지는 상황이란 현장과 사장 사이에서 문제를 해결하는, 회사에서 가장 든든한 본부장이 장기 병결인 상태와 마찬가지다. 온몸의 균형이 완전히 무너질 수밖에 없는 위험한 상태인 것이다.

앉아 있는 시간이 길어질수록 만성요통에 시달릴 확률이 높다. 그런 사람은 반드시 IAP 호흡법을 실천하자. 2장에서 소개한 IAP 호흡 실천법을 참고해 사무실에서도 틈틈이 실행해야 한다.

IAP 호흡법을 통해 복압을 높이면 몸의 중심이 단단해져 척주가 안정을 되찾고 효과적으로 요통을 해소할 수 있다. 스탠퍼드의 야구선수들도 이 방법으로 극심한 허리 통증을 해결했다.

특히 갑작스런 허리 통증이나 고통이 너무 심해 똑바로 설 수 없는 경우에도 IAP 호흡법은 효과적이다. IAP 호흡법을 통해 척주가 안정을 되찾으면서 심하게 젖혀지거나 굽었던 허리가 모두 올바르게 자리 잡을 수 있다.

횡격막은 대부분의 근육과 연동하므로 IAP 호흡법으로 횡격막을 바르게 움직이면 뻣뻣해진 허리 주변 근육도 자연스레 자극을 받는다. 기존의 IAP 호흡보다 더 길게 호흡하는 것도 통증해결에 좋다. 10초 정도 숨을 들이쉬고 다시 10초 동안 숨을 내쉬자. 온몸의 힘을 뺀 상태에서 이 과정을 몇 차례 반복하면 통증이 누그러들 것이다.

보통 허리에 부상을 입으면 근육이 경련을 일으켜 경직되곤 한다. 따라서 통증이 느껴진다고 방치하면 그대로 굳어 정상적인 허리 상태로 돌아오기가 더욱 힘들어진다. IAP 호흡법을 시도해 심한 통증이 가라앉았다면 의도적으로 몸을 움직여주어야 한다. 무리하지 말고 우선 천천히 걷는 것으로 시작하자. 요통은 물론이거니와 다른 통증에도 무리하지 않는 선에서 몸을 움직이는 것이 빠른 회복을 앞당기는 방법이다.

30초 만에 눈의 피로를 없애주는 눈 근막 운동

마지막으로 다룰 것은 눈의 피로다.

우리가 눈의 피로를 느끼는 까닭은 크게 안구에 문제가 생겼거나, 눈 주변 근육에 피로가 쌓인 두 가지 경우로 나눌 수 있다. 전자의 경우라면 전문의의 진단을 받는 것이 가장 좋다.

하지만 후자의 경우는 눈 주변 근육인 눈둘레근(안륜근)을 감싼 근막을 풀어주는 것만으로도 빠르게 해결할 수 있다. 눈 주변 근육에 30초만 투자하면 일상생활을 괴롭히는 시큰시큰한 감각을 잠재울 수 있다.

우리 몸의 근육은 모두 근막이라는 얇은 막으로 감싸여 있다. 따라서 근육을 편하게 움직이려면 무엇보다 근막이 부드러워야 한다. 눈둘레근 역시 근막이 감싸고 있는데 눈에 피로가 쌓인 사람은 대부분 눈둘레근의 근막이 단단하게 뭉친 상태다. 단단하게 굳은 근막을 풀어주면 눈썹까지 이어진 눈둘레근의 긴장도 함께 풀린다.

간단한 동작으로 시야가 환해지고 눈도 편안해지므로 나 역시 자주 실천하는 운동법 중 하나다.

단단하게 굳은 눈의 근막을 풀어 눈의 피로를 해소하자!

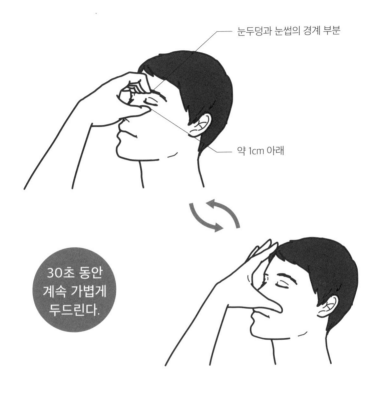

눈두덩과 눈썹의 경계 부분

약 1cm 아래

30초 동안
계속 가볍게
두드린다.

눈을 살짝 감고 손톱 끝으로 눈둘레근을 가볍게 두드린다. 손에 힘을 뺀 상태에서 30초 동안 눈두덩과 눈썹의 경계 부분을 엄지를 제외한 나머지 손가락으로, 눈 아래 부근은 엄지를 사용해 두드린다.

부상 잦은 운동선수들이
실천하는 냉온 회복법

빠르고 효과적인 스탠퍼드식 대처법

최근에는 운동을 즐기는 인구가 늘면서 가벼운 부상이나 통증을 수반한 피로 사례 역시 많아졌다. 그렇다면 운동 중 얻은 부상에서 빠르게 회복하려면 어떻게 해야 할까? 지금부터 소개하는 방법은 부상을 입었을 때는 물론 일을 마친 후 지친 몸을 회복시킬 때에도 효과를 볼 수 있는 방법들이다.

스탠퍼드에서는 선수가 부상 입었을 때 즉각적으로 '냉온요법'을 실시한다. 냉온요법은 간단히 말하면, 통증이 생긴 부위를 차거나 따뜻하게 하는 대증요법이다.

훈련 중에 입은 타박상이나 갑작스런 통증으로 움직이지 못하는 긴급한 상황에서는 기본적으로 통증 부위를 차갑게 만드는 '냉각요법'을 쓴다. 대게 이런 경우 피부 바깥쪽은 멀쩡해 보여도 내부에는 염증이 생기고 출혈이 발생한 경우가 많다. 그러므로 염증을 가라앉히고 상처 부위의 지혈을 위해 즉시 다친 부위를 차갑게 식혀야 한다.

냉각요법으로 어느 정도 내부 염증이 진정된 다음에는 '온열요법'을 시행한다. 우리 몸이 자연치유 과정에 들어섰다고 판단되면 다친 부위에 열을 가해 빠른 상처회복을 돕는 것이다. 상처가 낫기 위해서는 혈액과 혈액이 운반하는 영양분이 모두 필요하다. 이때 다친 부위를 따뜻하게 하면 혈류의 흐름이 촉진돼 회복을 앞당길 수 있다. 일시적으로는 통증이 심해질 수도 있지만, 우리 몸의 치유 능력을 높이기 위해서라도 꾸준히 온열요법을 시행해야 한다.

특히 냉온요법은 상처 치료뿐만 아니라 피로를 푸는 데도 효과적이다. 많이 걷거나 뛴 후에 피로가 느껴진다면 우리의 몸에 염증이 생긴 상태다. 지나친 운동으로 무리했다고 생각되는 날 냉온요법을 활용하면 낮 동안에 쌓인 피로를 효율적으로 해소할 수 있다.

몸의 자연치유력을 끌어올리는 '48시간 냉온요법'

냉온요법의 핵심은 '신체 회복프로세스에 따른 시간 관리'다. 따라서 이 회복법을 실천할 때는 정확한 타이밍에 냉각요법과 온열요법을 전환하는 시간 계산이 가장 중요하다. 정확한 시간을 지켜야 우리 몸의 자연치유 능력을 최대한으로 끌어올릴 수 있다.

다음의 두 가지 시간 원칙에 주의하자.

① 부상 이후 24시간

큰 부상이 아니라면, 우리가 느끼는 통증은 부상을 입은 직후부터 24시간 사이가 가장 심하다. 이때는 콜드 스프레이를 뿌리거나 냉찜질을 시행해 다친 부위를 차갑게 식혀야 한다. 통증이 극에 달하는 부상 이후 24시간은 냉각의 시간으로 기억해두자.

② 24시간부터 48시간까지

부상으로부터 24시간이 지나면 우리의 몸은 자연치유 과정에 들어간다. 우리 몸의 자연치유 능력은 매우 뛰어나다. 혈액을 통해 회복에 필요한 영양과 호르몬을 운반하기도 하고 다친 부위에서 발생한 노폐물을 밖으로 배출하기도 한다. 부상 후 36~48시간이 경과하면 통증은 거의 가라앉은 상태라 할 수 있다.

24시간이 지나 극심한 통증이 가라앉으면 냉찜질을 멈추고 온찜질이나 입욕, 보호대 등을 사용해 다친 부위를 따뜻하게 관리해야 한다. 부상 이후 24시간이 지나면 온열의 시간이 시작되는 것이다.

특히 냉에서 온으로 전환할 때는 반드시 정확한 시간 계산이 필요하다. '부상 직후 상처를 차갑게 유지하고 24시간이 지난 다음 온열치료를 시작하라'라고 조언하면 어째서인지 많은 사람이 '자고 일어난 다음 날부터 따뜻하게 하면 된다'는 의미로 받아들이곤 한다. 하지만 대개 부상을 입은 다음 날 아침은 붓기가 가장 심하고 신체 가동 범위 역시 가장 적게 이루어질 때다. 바로 이때 통증이 가장 심하다. 그저 수면을 취하고 난 '다음 날'일 뿐, 실제로는 부상 이후 약 반나절밖에 지나지 않은 때이기 때문이다. 날짜 상 하루가 지났으니 다친 부위를 따뜻하게 해야겠다고 판단하면 회복을 늦추는 것과 다름없다.

미국에서는 대학 스포츠 경기의 인기가 매우 높아 대부분의 경기가 밤에 열린다. 따라서 만약 저녁 경기 중 부상을 입은 선수라면 다음 날 아침에는 여전히 통증이 심한 상태이므로 부상 부위를 계속 차갑게 식혀야 한다.

냉각요법의 또 다른 장점은 통증을 마비시킬 뿐 아니라 염증도 가라앉힌다는 것이다. 앞서도 이야기했지만, 심각한 부상이 아니

통증은 '48시간' 안에 대처하자

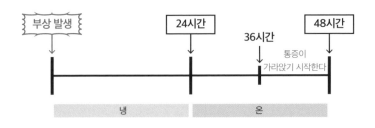

⚠ 냉각요법으로 통증이 가라앉으면 걷기 등 가벼운 운동을 실천하자.

라면 가볍게 몸을 움직이는 편이 회복을 앞당길 수 있다. 근육은 늘었다 줄었다를 반복하는 것이 자연스럽다. 통증 때문에 가만히 있으면 근육은 부상으로 틀어진 상태 그대로 굳어버린다. 냉각요법으로 통증을 마비시킨 후에 부상 부위를 조금씩 움직이면 회복을 앞당길 수 있다.

많이 걸은 날, 초고속 냉온찜질

이러한 냉온요법은 오래 걸어서 생긴 피로를 해소하는 데에도 응용할 수 있다.

많이 걸어 녹초가 된 날이라면 집에 돌아온 즉시 얼음주머니를 발에 대고 냉찜질을 시작하자. 15분 간 냉찜질을 한 뒤 자신의 발이 평소의 온도로 돌아왔다면 40℃ 안팎의 물에 약 10분간 몸을 담근다(부상을 치료할 때처럼 24시간을 기다릴 필요는 없다). 간단한 실행으로 발에 쌓인 피로는 해소되고 상쾌한 아침을 맞이할 수 있을 것이다.

그런데 사실 일반 가정집에서 냉찜질용 얼음주머니를 따로 준비해두는 경우는 흔치 않다. 그럴 때는 얼음주머니 대신 봉지에 든 냉동식품을 활용할 수 있다. 냉동 완두콩, 볶음밥, 만두 등 어떤 냉동식품이든 상관없다. 냉동식품을 봉지 째 환부에 대고 있으면 얼음주머니 못지 않은 냉찜질의 효과가 있다. 붕대 대신 랩을 이용하면 숙련되지 않은 사람도 단단하게 고정할 수 있어 편리하며 이 방식은 타박상을 입었을 때도 유용하다. 상처나 냉찜질이 필요한 부위가 어디든 편리하게 이용해보자.

12분 안에
피로를 잡아라!

'몸'과 '뇌'를 안정시키는 스탠퍼드식 냉온욕

최근에는 냉온요법 중에서도 찬물과 따뜻한 물에 번갈아 몸을 담그는 '냉온욕'이 특히 주목받고 있다. 스탠퍼드에서는 예전부터 선수들의 피로회복을 위해 냉온욕을 도입해 실시해왔다.

스탠퍼드의 트레이닝룸에는 선수를 치료하기 위해 마련한 욕조가 두 개 있다. 하나의 욕조에는 찬물이 가득 차 있고, 다른 하나에는 따뜻한 물이 차 있다. 격렬한 훈련이나 경기를 마친 선수들은 이 두 개의 욕조를 이용한 냉온욕으로 손상된 몸을 다스린다.

훈련을 마친 뒤 컨디션이 좋지 않다고 느끼는 선수는 우선 찬물이 든 욕조에 들어가 달아오른 몸을 가라앉힌다. 운동 직후에는 몸이 뜨겁고 모공도 열려 있는 상태으므로 몸을 식히고 모공을 닫기 위해 수온을 약 10℃로 설정한다. 찬물에서 2~3분을 보낸 뒤 따뜻한 물로 옮겨간다. 이때 물의 온도는 약 36℃를 유지한다. 그 다음 따뜻한 물과 찬물에 번갈아 60초씩 냉온욕을 실시한다. 이 과정을 4~5회 반복한 후 마지막으로 찬물에 2~3분간 몸을 담그는 것으로 목욕을 마친다.

이러한 냉온욕은 크게 두 가지 효과를 가진다.

첫째, 혈관의 수축과 확장이 반복되어 혈액순환이 원활해진다. 혈액순환이 원활하면 피로가 쌓여 있거나 부상을 입은 근육에 더 많은 양의 영양분을 운반할 수 있다. 회복도 더 빨라진다. 또한 세포에 쌓인 피로물질도 혈액을 타고 배출되기가 수월해진다.

둘째, 자율신경이 균형을 되찾는다. 몸을 따뜻하게 만들었다 다시 차갑게 하는 과정을 반복하면 자율신경이 효과적으로 자극받을 수 있다. 자율신경이 안정되면 온몸에 긴장이 풀리고 스트레스로 인한 뇌의 피로도 함께 줄어든다. 실제로 냉온욕을 실천한 대부분의 선수는 '몸이 편안해졌다'고 보고한 바 있다. 많은 스탠퍼드의 선수들이 냉온욕의 효과에 푹 빠지기도 했다.

냉온욕에 관해서는 한창 연구가 진행 중이긴 하지만, 현시점에 밝혀낸 정보를 종합하면 다음과 같다. 첫째, 단순히 쉬는 것보다는 냉온욕을 하는 편이 피로 해소에 효과적이라는 것. 둘째, 냉수욕과 온수욕 모두 효과가 있다는 것이다. 다만, 피로가 풀리는 느낌은 받을 수 있지만 근육통을 직접적으로 줄여주는 효과는 없는 것으로 보인다. 마지막으로 냉온욕의 모든 과정은 12분 안에 마쳐야 가장 큰 효과를 볼 수 있음을 밝힌다.

실천! 12분 안에 끝내는 초강력 회복법

스탠퍼드식 냉온욕은 일상에서 느끼는 피로 해소에도 효과적이다. 하지만 일반적인 가정집에서 욕조를 두 개나 마련하기는 어려우므로 보다 간단한 방법으로 실천해보자.

우선 욕조에 37~38℃의 물을 받아놓는다. 그 다음 먼저 샤워기를 이용해 찬물로 샤워한다. 일종의 냉각요법이라 할 수 있다. 찬물 샤워를 마친 뒤에는 따뜻한 물을 받아둔 욕조에 다시 몸을 담가 온열요법을 실시한다. 이때 전신욕과 반신욕 모두 효과적이지만, 심장에 부담이 덜한 반신욕을 권하는 의견이 조금 더 많다.

특히 냉온욕을 실시할 때에는 목욕 전 충분한 양의 수분을 섭취하는 것이 중요하다. 냉온욕 과정에서 많은 양의 체내 수분이 빠져

집에서 할 수 있는 스탠퍼드식 냉온욕

1	목욕을 하기 전에 350mL짜리 페트병에 든 물을 반 정도(약 1컵 분량) 마신다.
2	10~15℃의 찬물로 1분 정도 샤워한다.
3	욕조에 받아놓은 37~38℃의 온수에 30초 동안 몸을 담근다.
4	찬물로 약 30초간 샤워한다.
5	③④를 10~12분 정도, 횟수로 약 10회 반복한다. (수분이 빠져나가므로 그 이상은 NG!)
6	마지막으로 약 1분간 찬물로 샤워한다.
7	목욕을 끝내고 ①에서 남은 물을 모두 마신다.

❗ 목욕 시간이 12분을 넘지 않도록 주의하자!
냉온욕 전후에 반드시 수분을 섭취하자!

나가기 때문이다. 탈수 증상을 막기 위해서는 미리 충분한 양의 물을 섭취해야 한다.

다시 한 번 냉온욕의 순서를 정리하면 다음과 같다.

우선 350mL 정도 되는 페트병에 물을 채우고 목욕 전에 반 정도(약 1컵 분량)를 마신다. 1분 정도 찬물 샤워를 한 뒤 뜨거운 욕조에서 30초, 다시 찬물 샤워 30초, 총 1분간의 냉온욕을 10회 정도 반복한다. 마지막으로 약 1분간 찬물로 샤워하는 것으로 냉온욕을 마친다. 끝으로 페트병에 남아 있는 물을 마셔 수분을 보충하며 모든 과정을 마무리한다.

앞서 말했듯이 냉온욕은 12분 안에 마쳐야 한다. 너무 오랫동안 목욕하면 그만큼 많은 양의 수분을 잃어버려 오히려 역효과가 생긴다. 또 뜨거운 물에 장시간 몸을 담그면 숙면을 취해야 하는 밤에도 교감신경이 우위를 차지한 상태가 지속될 수 있다. 너무 긴 목욕 시간은 피곤을 해소하려던 원래 목적과 달리 오히려 잠을 설칠 수 있으니 주의하자.

평범한 수면을
'최고의 회복 시간'으로 바꾼다

스태미너와 비만, 수면의 상관관계

마지막으로 우리 몸의 회복력을 높이는 데 필수적인 생활습관에 관해 다루려고 한다. 바로 '수면'이다.

내가 관리하는 모든 선수들에게 나는 매일 수면 시간을 보고받는다. 선수들은 자신이 몇 시간 동안 잠을 잤는지는 물론, 앞서 농구선수들이 한 것처럼 아침 기상 시 자가진단한 피로감을 수치화해서 매일 보고한다. 나는 이 기록을 바탕으로 선수들의 성적과 수면의 관계를 보다 정확히 파악할 수 있다.

전날 제대로 잠을 자지 못한 선수들은 스스로 진단한 피로도 수치도 높고 실력도 제대로 발휘하지 못한다. 경기 성적 역시 참혹할 정도다.

전날 경기에서는 20점이나 득점했지만 바로 다음 경기에서 단 3점만을 기록한 농구선수의 경우가 그러했다. 물론 상대팀의 탁월한 기량도 무시할 수 없지만 선수의 움직임도 눈에 띄게 둔했다. 역시나 경기를 마친 뒤 선수는 피로를 호소하며 트레이너실로 들어왔다. 예상대로 경기 전날 제대로 잠을 자지 못해 경기 내내 몸을 제대로 움직이지 못한 것임이 밝혀졌다.

언제든 최고의 실력을 발휘할 수 있도록 훈련에 훈련을 거듭하는 선수들은 수면 부족이라는 훈련 외 요인에 더 크게 영향을 받는다. 게다가 '잠을 설쳤다'라는 보고 자체가 선수들에게 부끄러운 일로 생각되기도 한다. 프로 선수들의 마음속에는 수면도 중요한 자기 관리의 일환이라는 인식이 깊게 깔려 있기 때문이다.

최근에는 세계적으로 수면과 경기 성적의 관계에 관한 놀랄 만한 보고가 잇따르고 있다.

영국 러프버러 대학교의 루이즈 레이너Louise Reyner 교수의 2013년 연구에 따르면, 5시간밖에 잠들지 못한 테니스선수의 첫 서브 성공률은 평소보다 25% 하락했다.

벨기에 브뤼셀 자유대학교의 레이철 르프루트Rachel Leproult 교수 역시 일주일 동안 하루 5시간씩 잠을 잔 남성의 테스토스테론 testosterone 분비율이 10~15% 감소한다고 보고했다. 테스토스테론은 남성 호르몬의 일종으로 근육 증강이나 피로 해소에 영향을 미친다. 당연히 운동선수들에게도 매우 중요한 호르몬이다. 즉, 테스토스테론의 분비가 감소하면 경기 성적뿐 아니라 경기 전후의 컨디션 관리에도 영향을 미치는 것이다.

미국의 카네기멜런 대학교와 피츠버그 대학교 메디컬센터의 공동연구 결과도 이러한 주장을 뒷받침한다. 수면 시간이 7시간 이상인 사람이 감기 바이러스에 노출되었을 때 감기에 걸릴 확률은 17.2%인 반면, 5시간 이하인 사람은 45.2%로 증가했다.

덧붙여 수면 시간이 5시간일 때 당분의 대사율 역시 30~40% 정도 하락해 쉽게 살이 찐다고 알려져 있다.

스탠퍼드가 정한 수면의 4원칙

세계적인 선수 중에는 이른바 '장시간 수면자 long sleeper'가 여럿 있다. 테니스의 황제로 불리는 로저 페더러 Roger Federer는 하루에 12시간씩 잠을 잔다. 세계 최고의 육상선수인 우사인 볼트 Usain Bolt와 농구 황제 르브론 제임스 Lebron James의 수면 시간 역시 12시간 안팎으로 상당히 긴 편이다.

캘리포니아 대학교 샌프란시스코 캠퍼스에서 '선수 생명과 수면 시간의 관계'를 조사했더니 수면 시간이 길수록 선수 생명도 길다는 결과가 나왔다. 선수 생명이 길다는 말은 그만큼 부상이나 질병, 피로에 따른 컨디션 난조가 적어 안정적인 성적을 거둔다는 의미이기도 하다.

이처럼 세계적인 선수들의 수면 시간이 긴 이유는, 이들 스스로 회복의 열쇠를 쥔 수면의 중요성을 뼈저리게 느끼고 있으며 수면이 선수 생명을 좌우한다고 믿고 있기 때문일 것이다.

이러한 연구 결과와 사례를 바탕으로 나는 스탠퍼드 선수들에게도 적어도 하루 7시간(최소 6시간)의 수면 시간을 지킬 것을 권한다. 질 좋은 수면 시간을 충분히 확보하는 것은 선수의 컨디션 관리에 필수적이다.

다만 너무 많은 규칙을 정해두면 시도할 엄두조차 내지 못하는 경우가 있어 수면의 질을 떨어뜨리지 않는 것을 목표로 최소한의 기초적인 정보만을 전한다. 베개나 침구, 수면 자세 역시 취향의 문제이므로 선수 각자에게 맡긴다. 내가 선수들에게 전하는 수면의 기본 원칙은 다음의 네 가지다.

① 너무 일찍 자거나 밤을 새지 않는다

취침 시간, 기상 시간, 수면 시간은 되도록 일정하게 유지한다. 가끔 늦잠을 자더라도 1~2시간 정도면 충분하다. 신체리듬을 최대한 일정하게 유지하는 것이 피로에 강한 몸을 만드는 기본이다.

또한 평소 취침 시간의 2시간 전이 가장 잠들기 힘들다고 알려져 있는 만큼 너무 일찍 잠자리에 드는 것도 피하라고 지시한다.

② 주말에도 평소의 신체리듬을 유지할 것

앞서 이야기했듯이, 주말에 긴 시간을 몰아 잔다고 해도 일상적인 수면 부족으로 생긴 피로는 결코 해소되지 않는다. 잠은 저축할 수 있는 종류의 것이 아니다. 수면리듬은 무너뜨리기는 쉽지만 되돌리기는 힘들다.

게다가 늦잠을 자는 것은 평소 유지해오던 신체리듬을 깨뜨리는 역효과를 내기도 한다. 만약 주말 동안 평소와 달리 늦잠을 자고 싶다면 1~2시간 정도에 그치는 것이 좋다.

③ 목욕은 잠자리에 들기 90분 전에 끝내라

수면의 질을 관리하는 차원에서 냉온욕을 할 때 주의해야 할 사항이 있다. 바로 취침 직전에는 냉온욕을 피하라는 것이다. 냉온욕뿐 아니라 단순한 목욕 역시 잠자리에 들기 90분 전까지 모두 마무리지어야 한다.

따뜻한 물에 몸을 담그면 심부체온(몸 내부의 체온)이 상승한다. 심부체온은 상승하면 반드시 내려가려는 성질을 가지고 있는데, 심부체온이 내려가는 시점에 졸음이 찾아온다.

약 40℃의 물에 15분간 몸을 담갔다면, 상승했던 심부체온이 평소만큼 낮아질 때까지 약 90분이 걸린다. 따라서 목욕을 마치고 90분이 지난 바로 그 시점에 깊이 잠들 수 있다. 하지만 취침에 들기 직전에 목욕을 했다면 심부체온이 올라가 있는 상태이기 때문에 오히려 잠들기 힘들다. 목욕 후 취침까지 충분한 시간을 확보하기 어렵다면 간단한 샤워를 하는 편이 더 낫다.

④ 잠자리에 들기 전 배를 부풀려라

취침 전 IAP 호흡법을 활용해 복부 내 압력을 높인 다음 잠자리에 들어라. 앞서 피로를 예방하는 방법으로도 다루었지만, 대증요법으로서도 추천할 만하다.

앞서 이야기했듯이 횡격막에는 자율신경이 집중되어 있다. 횡격막을 움직인 다음 잠자리에 들면 수면을 취하는 동안 회복을 담당하는 부교감신경의 작용을 도와 수면의 질을 높일 수 있다.

낮잠 신앙에서 벗어나자

나는 종종 일본의 직장인들로부터 이런 질문을 받곤 한다.

"실리콘밸리에서는 '파워 냅'power nap이라는 낮잠 시간을 활용하지요?"

그리고는 모두 입을 모아 '부럽다'는 반응을 보이곤 한다. 하지만 실리콘밸리의 기업들이 생각만큼 적극적으로 낮잠 시간을 활용하고 있지는 않는 듯하다.

실리콘밸리에서 일하는 사람들은 치열한 경쟁과 급변하는 시장에 내던져진 상태다. 느긋하게 여유를 부릴 틈이 없다. 자발적으로 장시간 노동을 택하는 사람도 드물지 않다. 성과를 내지 못하면 바로 해고하는 기업문화가 당연한 만큼 실리콘밸리에서 낮잠을 자며 일할 만큼 우아한 삶을 누리기는 어렵다. 이것이 내가 수많은 스탠퍼드 졸업생들의 삶을 통해 느낀 솔직한 감상이다.

나는 귀국할 때마다 일본의 여러 대학에서 강의를 하는데, 그때마다 강의 시간에 졸고 있는 학생을 발견하곤 한다. 일본에서 강의 경험이 많지 않을 때는 졸고 있는 학생 수가 너무 많아 적잖이 충격을 받기도 했다. 스탠퍼드에서는 강의실에서 조는 학생을 한 명도 보지 못했기 때문이다.

게다가 전철 안에서 자는 사람, 회의 중에 꾸벅꾸벅 조는 직장인도 흔한 풍경이다. 이렇게 따지면 오히려 일본이 낮잠 사회에 더 가까운 것이 아닐까? 그런데도 많은 사람이 "피곤하다"는 말을 입에 달고 사는 것을 볼 때 역시 피로는 낮잠으로 해결할 수 없다는 나의 생각에 더욱 확신이 든다.

3단계 수면 회복 시스템 : 냉온욕 - IAP호흡 - 7시간 수면

2017년, 스탠퍼드에서는 628명의 선수를 대상으로 비공개 수면조사를 실시했다.

참여 인원 중 평일 7시간 이상 잠을 잔다고 대답한 선수는 39.1%를 차지했다. 이들은 수면의 중요성을 인식하고 관리 능력 또한 뛰어난 우등생들이었다.

이러한 수면 우등생은 평일 수면 시간이 7시간 미만이라고 대답한 나머지 60%의 선수들보다 피로도가 낮을 것이 분명해 보였다. 그런데 그 결과는 우리의 예상과 달랐다. 수면 우등생 중 51%가 만성피로에 시달린다는 놀라운 결과가 나타난 것이다.

이 데이터는 무엇을 의미하는 것일까? 단순히 오랜 시간 잠을 자는 것으로는 피로에서 벗어날 수 없다는 의미일까? 다른 관점에서 생각해보자. 7시간보다 적게 자는 사람은 더 극심한 피로에 시달린다는 사실을 예상할 수 있다. 실제로 수면 시간이 7시간 미만인 선수까지 리서치에 포함하면 만성피로를 호소하는 사람의 비율은 62%까지 올라간다.

결국 이 실험의 결론은 수면의 양을 확보하는 것은 최소한의 기본조건이라는 것이다. 수면의 양을 충분히 확보하는 것이 우선이고, 그 후에 IAP 호흡법이나 취침 90분 전의 냉온욕 등으로 수면의 질을 높이는 것이 효율적인 피로 해소법이다.

지금까지 우리 몸의 회복을 위해 시도할 수 있는 다양한 대증요법을 살펴보았다.

피로는 적극적으로 관리하지 않으면 결코 벗어날 수 없다. 그러니 반드시 나에게 맞는 회복 대책을 마련하고 그때그때 피로를 해소해야 한다.

그런데 예방법이나 회복법과 함께 반드시 알아두어야 할 것이 있다. 바로 우리 몸을 구성하는 먹거리와 피로에 관한 기본 지식이다. 우리가 매일 섭취하는 음식이 우리 몸을 구성한다는 사실은 의심할 여지가 없다. 다시 말해, 피로에 강한 몸을 만들기 위해서는 먹거리 역시 반드시 거쳐 가야 하는 주제인 것이다.

이어지는 4장에서는 스탠퍼드 선수들이 평소에 무엇을 먹는지, 또 피로에 강해지는 식사법은 무엇인지 살펴보겠다.

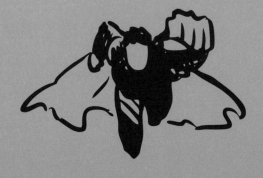

무엇을 먹느냐에 따라 '신체 능력'과 '회복력'이 완전히 달라진다!

오늘 먹은 음식이
당신의 컨디션을 결정한다.

스탠퍼드는 왜 식사부터 간식까지 전부 관리하는가?

항抗피로 체질로 만들어주는 일류의 식사법

스탠퍼드는 스포츠의학센터 외에도 2015년, 전임 영양사를 둔 스포츠영양센터를 설립했다. 여기에 소속된 영양사들은 선수들의 식생활 전반을 담당하고 지원한다.

이들은 선수의 식단은 물론 트레이닝센터 내의 매점에 비치되는 간식도 관리한다(모든 간식은 선수들에게 무료로 제공된다). 에너지바, 과일, 단백질음료, 견과류 등 선수의 '체력 보강'과 '피로 해소'에 도움이 되는 식품을 엄선하는 것이다. 특정 선수에게 맞춘 특별 간식을 준비하기도 한다. 각 선수별로 부여된 번호를 말하면 기존에 입력된 데이터를 바탕으로 영양사가 고안한 전용 음료와 간식이 제공되는 방식이다.

가령 미식축구나 농구를 하는 선수들은 몸집이 클수록 경기에 유리하므로 단백질바, 치즈, 단백질이 함유된 스무디 등 근육을 키우는 데 도움되는 간식을 준비한다. 반면 크로스컨트리 같은 스포츠는 근육량을 지나치게 늘리면 오히려 기록이 떨어진다. 따라서 바나나, 말린 과일, 시리얼 등 체중 감량에 도움이 되는 간식을 준비한다.

이번 4장에서는 스탠퍼드 선수에게 제공되는 식사의 핵심을 다루면서 피로 해소에 효과적인 음식과 식사법을 소개하겠다. 어쩌면 지금부터 소개할 내용이 대부분 아는 것이고 실천하기 어렵다고 말하는 사람도 있을 것이다. 그런 사람들에게 나는 한 가지만 말하고 싶다.

완벽할 필요는 없다는 것이다.

비단 식습관에 대한 이야기만은 아니다. 무슨 일이든 완벽하려고 하면 스트레스가 쌓이고 그것은 다시 피로를 부른다. 게다가 힘들어서 못하겠다는 마음이 들기도 한다. 하지만 식사는 무엇보다 즐거워야 한다. 그러므로 그저 기본을 이해하고 가끔 떠올리고 실천할 수 있는 정도로 익힌다는 자세면 충분하다.

뇌, 근육, 내장피로까지 잡는다

800~900명의 선수를 관리하는 스포츠의학센터에는 선수 전용 식당이 있다. 기본적으로 스탠퍼드에 소속되어 있는 선수들은 모두 이곳에서 식사를 해야 한다. 식당에서는 하루 세끼 양질의 단백질(부족하면 근육이 약해지고 장기의 기능도 떨어진다), 탄수화물(식이섬유, 당질), 비타민(회복을 돕는다) 등 균형 잡힌 영양소를 섭취할 수 있도록 식단을 구성한다.

학년이 올라가면 기숙사에서 독립하는 학생도 있으므로 스탠퍼드의 영양사들은 종종 학생들을 위한 요리 교실을 열기도 한다. 요리가 귀찮은 학생들이 행여나 냉동식품이나 정크푸드로 소중한 몸을 망가뜨리지 않도록 방지하고, 몸에 좋은 음식을 스스로 만들어 먹을 수 있도록 알려주기 위해서다. 이들이 요리 프로그램을 운영하면서까지 선수들의 식습관을 관리하는 이유는 훌륭한 선수를 길러내는 데 그만큼 식생활이 중요하기 때문이다.

선수들의 강인한 몸과 체력 유지의 바탕에 음식이 있다는 사실은 누구도 부정할 수 없다. 무엇을 먹느냐에 따라 신체 능력과 회복력은 달라진다.

우리가 느끼는 피로의 종류는 크게 세 가지로 나눌 수 있다.

- 뇌 피로

- 근육 피로

- 내장 피로

뇌와 근육의 피로를 관리하기 위해서는 앞에서 이야기한 것처럼 가볍게 몸을 움직이거나 IAP 호흡법을 꾸준히 실천해야 한다. 뇌나 근육의 피로보다는 직접적으로 느끼기 어렵지만 내장 역시 아무런 관리 없이 내버려 두면 조금씩 쌓이는 피로로 인해 손상된다. 특히 위장의 피로에 가장 큰 영향을 미치는 것은 무엇보다 먹거리다. 당연하지만 음식은 뇌와 근육과도 밀접한 관계에 있으므로 무엇을 먹으면 좋은지 고민하는 것 또한 선수 트레이너가 해야 할 중요한 일이다.

무엇을 먹는가, 언제 먹는가, 어떻게 먹는가. 피로에 강한 몸을 만들려면 이 세 가지를 철저히 의식하고 신경 써야 한다.

아침을 안 먹으면
체온이 안 오른다

비타민과 단백질은 반드시 섭취하라

스탠퍼드 소속 영양사는 영양학적 측면에서 의학적 지원이 필요한 선수들을 주로 관리한다. 체중 감량을 목표로 하는 달리기선수가 지나치게 살을 빼지 않도록 두루 살피고, 여자 선수들에게서 주로 나타나는 섭식장애나 철분 부족으로 인한 빈혈을 관리하는 식이다.

하지만 영양사의 수는 한정되어 있으므로 트레이너 역시 선수에게 조언할 수 있도록 기본적인 식생활 관련 지식을 익힐 필요가 있다. 이를 위해 스탠퍼드 스포츠의학센터에서는 주기적으로 트레이너를 대상으로 하는 영양학 강의를 주최한다. 먹거리에 관한 다채로운 지식을 쌓고 새롭게 업데이트하기 위해 아시아와 유럽의 영양학 연구자를 초빙하는 경우도 많다.

애초에 스탠퍼드는 엄청난 규모의 예산을 확보한 사립대학이다. 특히 농구나 미식축구 같은 인기 종목의 선수들이 원정경기를 떠날 때면 선수 전용 전세기가 제공되며, 힐튼이나 JW메리어트 같은 특급 호텔에서 머무른다. 이동 수단이나 숙박 환경이 훌륭하면 선수들의 컨디션 관리 역시 쉬울 것 같지만 식사만큼은 '더 많은 주의'가 필요하다.

나는 원정경기의 일정이 정해지면 곧바로 선수들이 머물 호텔에 전화를 걸어 호텔의 식당 담당자와 함께 선수들의 식단에 대해 미리 논의한다. 호텔 측에 일임하지 않고 아침, 점심, 저녁 모든 메뉴를 지정한다.

운동선수에게는 칼로리 높고 기름진 등심스테이크보다 닭가슴살이 더 적절한 진수성찬이다. 선수에게 필요한 것은 달콤하고 맛있는 팬케이크가 아니라 영양이 풍부하고 신선한 채소와 과일이다. 비타민과 단백질은 피로 해소에 반드시 필요하므로 충분히 섭취할 수 있도록 미리 요청한다.

호화롭고 맛있는 음식보다 소박하고 몸에 좋은 음식을 먹어라.

이것이 일류 선수들의 기본 식사 원칙이다. 스탠퍼드의 영양사와 트레이너가 공유하는 가장 중요한 방침이기도 하다.

하루의 활력을 담당하는 에너지원, 아침 식사

"아침은 먹었어? 뭘 먹었어?"

나는 평소에도 선수들의 아침 식사 현황을 보고받곤 한다. 10년 이상 담당한 농구팀에서는 휴일이라도 아침에 무엇을 먹었는지 일일이 문자를 보내 보고하도록 했다. 선수들의 아침 식사를 이렇게 꼼꼼하게 관리하는 이유는 아침을 먹었는지 먹지 않았는지, 아침에 무엇을 먹었는지에 따라 선수의 기량이나 피로도가 완전히 달라지기 때문이다.

특히 아침을 먹지 않아 발생하는 '혈당 스파이크'는 매우 위험하다. 아침을 거른 상태에서 훈련을 받고난 뒤에는 많은 선수들이 필요 이상으로 많은 양의 점심을 먹는다. 인간의 혈당치는 항상 조금씩 오르내리는데, 공복 상태에서 갑자기 많은 양의 음식을 먹으면 혈당치가 극단적으로 상승했다가 다시 급강하한다. 이것이 바로 혈당 스파이크라고 부르는 현상이다.

혈당 스파이크가 특히 더 위험한 이유는 당뇨병이나 심장병의

피로감에서 벗어날 수 없는 혈당 스파이크의 공포

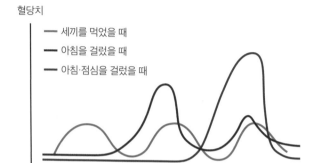

혈당치
— 세끼를 먹었을 때
— 아침을 걸렀을 때
— 아침·점심을 걸렀을 때

아침　　　점심　　　저녁

❗ 식사를 거를수록 혈당치의 오르내림이 급격해지고 그만큼 피로 수치도 올라간다.

요인이기 때문이다. 젊고 튼튼한 선수들은 곧바로 고혈압이나 뇌졸중 같은 생활습관병에 걸리지는 않지만, 혈당치의 급격한 변화가 졸음이나 피로감의 원인이 되기도 하므로 선수들은 절대로 아침을 거르지 말아야 한다.

아침을 먹지 않으면 체온이 잘 오르지 않는다는 또 다른 문제가 발생하기도 한다.

사람의 체온은 잠들기 전부터 잠들어 있는 동안 내려가고, 반대로 깨어나기 전부터 눈을 뜰 때까지 다시 상승한다. 그런데 아침을 거르면 낮 동안의 활동을 지원하기 위해 올라가야 할 체온 상승 곡선이 완만하게 나타나 신체 기능이 쉽사리 활성화되지 않는다.

게다가 아침은 그날의 활동을 위한 중요한 에너지원이다. 전날 섭취한 저녁은 잠들기 전이나 숙면을 취하는 중에 모두 소화되며 몸을 회복하고 고치는 데 사용된다. 따라서 아침 식사로 그날 사용할 에너지원을 충전해두지 않으면 우리 몸에 '에너지가 하나도 남지 않은 상태'에서 오전 업무를 맞이하게 된다. 결국 아침을 먹지 않고 활동하는 것은 피로에게 어서 오라고 부추기는 것이나 마찬가지다.

아침을 거른 날은 '배터리 잔량이 한 칸만 남은 스마트폰'으로 점심때까지 버텨야 하는 것과 같다. 머리가 가장 맑다고 여겨지는 오전 중에 뇌를 충분히 활용하지 못하는 것만큼 큰 손해는 없다.

아침 식사 시간을 고정하라

그렇다고 아침 식사를 반드시 챙겨야 한다는 생각에 오전 중 아무 때나 식사를 해서는 안 된다. 아침 식사 시간은 되도록 고정하자.

수면과 마찬가지로 식사 시간을 고정하면 생활에 일정한 리듬이 생겨 피로회복에 영향을 미치는 자율신경이 안정된다. 아침에는 보통 특별한 일정이 없으므로 세끼 중 식사 시간을 고정하기 가장 쉽다. 게다가 아침 먹는 시간을 고정하면 기상 시간도 고정되는 선순환이 이루어진다. 생활리듬을 정돈하는 데에도 도움이 된다.

다만, 식사 시간이 부족할 때도 반드시 아침을 먹어야 한다는 원칙을 고집할 필요는 없다. 식사 시간이 충분하지 않으면 급하게 먹을 수밖에 없는데 이는 혈당 스파이크를 부추기는 또 다른 원인이기 때문이다.

아침부터 피로에 시달리지 않으려면 아침 먹는 시간을 고정해 여유를 가지고 식사하는 것이 가장 좋다.

평소 자주 먹는 메뉴를 고를 것

원정경기 시 스탠퍼드 선수들이 제공받는 아침 메뉴는 평소와 다름없는 가장 기본적인 것들이다. 특히 뷔페 형식으로 제공되는 식사의 메뉴가 더욱 그러하다. 달걀이나 가공육 제품을 준비하는 이유는 단백질 섭취를 위해서라기보다는 이것이 미국에서 가장 기본적인 아침 메뉴이기 때문이다. 감자튀김이나 감자크로켓 역시 같은 이유로 준비한다.

기본

- **섬유질이 풍부한 시리얼** : 저지방우유 또는 두유나 쌀로 만든 음료와 함께 신선한 과일을 곁들여 먹는다. 식이섬유는 혈당치의 상승 폭을 완만하게 유지해준다.
- **저지방 단백질셰이크** : 냉동 과일을 섞어 먹는다.
- **섬유질이 풍부한 토스트나 베이글** : 통밀이나 호밀 등을 사용한 '갈색 빵'에 땅콩버터를 약 1스푼 곁들여서 먹는다.
- **단백질바와 요구르트, 또는 우유 1잔**

+

뷔페 형식

- **달걀, 베이컨, 소시지, 햄**
- **신선한 과일**
- **감자크로켓**(해시브라운) **혹은 감자튀김**
- **오트밀**
- **치즈와 우유**

아침은 거르지 않고 먹는 것이 중요하므로 선수들이 평소에 먹던 음식으로 준비하는 것이 중요하다.

귀리 가루로 죽을 쑨 오트밀도 아침 단골 메뉴인데 미국에서는 여기에 우유를 부어서 먹는다. 아침으로 오트밀을 먹으면 속이 든

든든하기 때문에 선수들이 즐겨 찾는 메뉴다. 기회가 있다면 먹어보기 바란다.

요구르트와 치즈도 미국 사람들이 아침 식사로 자주 찾는 메뉴다. 둘 다 위장 내 환경을 갖추는 데 도움을 주는 발효식품으로, 단백질도 섭취할 수 있어 일석이조의 효과를 갖는다.

다만, 프로세스치즈(두 개 이상의 천연치즈를 녹여서 향신료 등을 넣어 제조한 가공치즈-옮긴이)처럼 가열 처리한 치즈에는 유용한 균이 거의 남아 있지 않다. 천연치즈를 먹어야 좋은 균을 더 많이 장으로 보낼 수 있다.

요구르트나 치즈 외에도 발효식품으로 구성된 아침밥은 영양이 풍부해서 좋다. 특히 된장은 세계가 인정한 우수한 영양식품이다. 오이의 경우 생으로 먹을 때보다 된장에 절였을 때 비타민 B1이 증가해 피로 해소에 효과적이다.

특히 아침에는 몸이 가장 굶주린 상태이므로 영양 흡수율이 높다. 몸속에서부터 피로에 강해지려면 아침밥으로 된장국, 청국장, 채소된장절임 같은 우수한 발효식품을 즐겨 먹자.

스탠퍼드 식사의 원칙
'적게 자주'

배부르게 먹으면 피곤해진다

스탠퍼드에서는 모든 식사를 약간 모자란 듯 먹는 것을 철칙으로 삼는다.

너무 배가 부른 상태에서는 움직임이 둔해진다. 따라서 대부분의 운동선수들이 오전 훈련이 있는 날에는 아침 식사의 양을 알아서 조절한다. 배가 가득 찰 때까지 먹으면 소화에 시간이 걸리고 아침밥과 점심밥 사이에 권태감이 몰려오기 때문이다.

저녁밥을 너무 많이 먹는 것도 좋지 않다. 너무 많은 양의 저녁을 섭취하면 우리가 잠을 자는 동안 위장이 소화를 위해 에너지를 다 써버린다. 그러면 수면 중 '회복' 기능이 제대로 작동하지 않아 몸의 피로를 충분히 풀 수 없다.

약간 모자란 듯싶게 먹는 습관을 들이는 것만으로도 피로를 제때 풀지 못하고 다음 날까지 쌓아두는 일은 줄어들 것이다.

적게 먹되 횟수는 늘려라

약간 모자란 듯 먹는다는 철칙과 함께, 운동선수들은 그 대신이라고 할 정도로 '자주' 먹는다. 훈련 중에 간식을 섭취해 에너지를 보충하면 에너지 방전으로 생기는 피로를 예방하고 해소하는 데 도움이 된다. 또, 간식을 섭취하면 식사 시간에 배부를 때까지 먹으려 들지 않는다.

선수들의 간식은 주로 영양사가 엄선해서 준비해둔 견과류나 곡물, 말린 과일을 굳힌 에너지바 등이다(최대섭취량은 에너지바 1개가 기준이다). 견과류는 알다시피 단백질, 미네랄과 같은 영양소가 풍부한 식품이다. 과일도 간식으로 안성맞춤이다.

'모자란 듯싶게 먹기'와 '견과류나 과일 등의 간식으로 에너지 보충하기' 원칙을 활용해 지나친 포만감을 방지하자.

지치지 않고 즉시 회복하는
최고의 식사 가이드

단백질과 탄수화물의 황금비율은 3 : 1

스탠퍼드 선수들의 점심 메뉴는 기본적으로 단백질과 샐러드로 구성되어 있다. 닭가슴살이나 구운 쇠고기, 치즈와 양상추, 토마토를 넣어 만든 샌드위치와 같은 간편한 음식을 주로 먹는다.

빵은 되도록 적게 먹으라고 당부하는데, 식사에 빵이 포함되어 있을 때는 되도록 호밀빵처럼 섬유질과 영양가가 풍부하고 당질이 적은 '갈색 빵'을 준비해달라고 요청한다. 갈색 빵에 많이 포함되어 있는 식이섬유가 혈당치 상승을 억제하기 때문이다.

서양의 많은 나라에서는 메인 요리 전에 빵이 먼저 제공되는 경우가 많다. 파스타를 주문했을 때에도 빵이 함께 나올 때도 있다. 하지만 메인 요리를 먹기 전 당질이 많이 포함된 빵을 먼저 섭취하는 것은 혈당 스파이크의 위험을 높이는 요인이다. 특히 파스타와 빵의 조합은 탄수화물의 비중이 지나치게 크다. 따라서 원정경기 시 점심 메뉴로 파스타가 제공될 때는 호텔 측에 미리 빵은 빼달라고 부탁한다.

탄수화물은 한 끼에 '한 그릇'만 섭취하는 것이 스포츠의학센터의 기본 방침이다. 혹여나 원정지의 호텔 뷔페에서 식사할 때는 선수들이 빵만 먹지는 않는지, 채소는 충분히 먹는지, 균형 잡힌 식사를 하는지 몰래 지켜볼 정도다. 초콜릿쿠키와 같은 과자가 놓여 있으면 치워달라고 부탁하기도 한다.

아침 식사도 마찬가지지만, 너무 세세하게 규칙을 정해두면 선수들이 식사 시간을 즐기기는커녕 긴장을 풀지 못한다. 게다가 잘못된 반발심으로 정크푸드로 치달을 위험도 있다.

그러므로 피로에 강한 몸을 만들기 위해 하루 식사의 단백질과 탄수화물의 비율을 3:1로 유지한다는 가장 기본적인 목표만 세운다. 탄수화물을 완전히 배제하는 것이 아니라 적어도 단백질을 탄수화물의 두 배 이상 먹는다는 기준을 정해놓는 것이다.

한국이나 일본처럼 밥이 주식인 나라에서는 다른 나라에 비해

단백질과 탄수화물의 비율 (하루 기준)

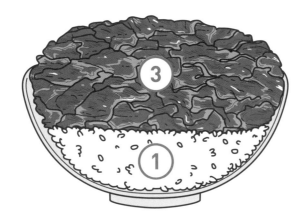

⚠ 스탠퍼드에서는 단백질과 탄수화물의 비율을 계산할 때 '고기의 양이 3배 많은 소고기덮밥'을 생각한다.

상대적으로 많은 양의 탄수화물을 섭취하게 되므로 이러한 기준을 세워두지 않으면 탄수화물과 단백질의 비율이 뒤바뀌기 쉽다. 탄수화물은 소화 시 당으로 변하므로 너무 많은 탄수화물을 섭취하면 당분 과다 상태에 빠지게 되기 쉽다. 단백질과 탄수화물의 균형을 잡을 때는 건더기가 많고 밥은 적은 소고기덮밥의 이미지를 떠올리자. 식사의 균형을 계산할 때 도움이 될 것이다.

과일로 비타민을 고속 충전하자

앞서 이야기했듯이 식사는 약간 모자란 듯 먹고 배고픔이 느껴질 때마다 간식을 챙겨 먹는 것이 피로를 예방하는 올바른 식사 습관이다. 특히 간식으로는 과일을 추천한다.

스탠퍼드의 선수들은 간식으로 바나나, 오렌지, 사과, 배 등의 과일을 즐겨 먹는다. 사과나 배는 통째로 베어 먹기도 하는데 껍질을 벗길 필요 없이 손쉽게 먹을 수 있다는 점 때문에 선호한다. 실제로 가능한 본래의 형태를 그대로 유지한 과일을 고르는 것은 간식을 위한 과일을 선택할 때 매우 중요한 요인이다.

과일에 든 당이 몸에 해롭지 않을까 우려하는 이도 있겠지만, 소모한 에너지를 보충하는 차원이라면 일정 정도의 당은 결코 나쁘지 않다. 피해야 할 것은 단백질 섭취량을 훨씬 웃도는 탄수화물과 소화가 잘 되지 않고 위장에 부담을 주는 과도한 지방질이다.

똑같이 단맛이 느껴지는 음식이라도 과일에는 지방질이 적으므로 해롭지 않다. 무엇보다 과일에는 피로 해소를 돕는 비타민이 풍부하기 때문에 피로를 예방하고 해소하기 위한 간식으로 더욱 적절하다.

점심에는 최대한 덜 손질한 채소를 최대한 많이

채소에는 피로 해소를 돕는 비타민류가 풍부하게 포함되어 있을 뿐만 아니라 소화를 돕기도 한다. 때문에 스탠퍼드의 선수들은 점심에 샐러드를 즐겨 먹는다.

선수들은 대부분 하루 기본 세 번, 혹은 그 이상의 식사 시간을 갖는다. 점심 전에 이미 두 번의 식사를 마친 경우도 많다. 거기다 오후 3시부터 시작하는 오후 훈련에 대비해 2시 즈음 한 번 더 식사하는 일도 드물지 않다.

하지만 중요한 것은 이렇게 잦은 식사를 하는 선수들의 점심 메뉴가 대부분 식사 후에 속이 더부룩하지 않고 가벼우면서도 영양가도 풍부한 샐러드라는 것이다.

점심에 많은 양의 채소를 집중적으로 섭취하는 샐러드 식단은 영양 보충과 소화를 돕는 데 탁월하므로 스탠퍼드의 선수들처럼 하루에 여러 번의 식사를 챙겨 먹는 '1일 다식' 프로그램을 실천할 때 포함시키면 좋다.

선수들이 원정경기를 갈 때면 나는 선수들이 묵는 호텔 측에 식사 때마다 반드시 케일이나 시금치 등의 잎채소와 호박, 브로콜리, 당근, 파프리카 등의 녹황색 채소를 준비해달라고 요청한다. 실제로 여러 번의 식사 시간 중 선수들의 채소 소비량이 가장 많은 때는 점심 시간임을 확인할 수 있다.

스탠퍼드 스포츠영양센터 식당에 구비되어 있는 샐러드 바에는 다양하고 풍부한 채소가 마련되어 있다. 그런데 종종 우리의 샐러드 바를 낯설게 여기는 사람도 있다. 주로 두 가지 이유 때문이다.

첫 번째 이유는 대부분의 채소가 날것의 상태로 제공되기 때문이다.

스탠퍼드에서는 동양권 나라에서는 당연히 데쳐 먹는 것이라 알려진 브로콜리나 콜리플라워 같은 채소를 모두 날것으로 제공한다. 버섯 역시 얇게 썰려 있을 뿐 익히지 않은 날것이고, 호박이나 파프리카도 얇게 썰어서 아무런 조리 없이 그대로 먹는다. 시금치는 물에 데쳐 고기 요리에 곁들여 내놓을 때도 있지만 미국에서는 익히지 않고 샐러드로 먹는 경우가 더 많다.

두 번째 이유는 모든 채소가 깔끔하게 다듬어져 있지 않은 상태이기 때문이다.

시금치든 셀러리든 미국의 샐러드 바에 놓인 채소는 적당히 거칠게 다듬어져 있다. 꼼꼼하게 손질하지 않아서 때때로 시금치에는 뿌리 부분이 섞여 있고 셀러리에는 줄기나 잎이 뒤섞여 있다. 마치 손질이 덜 된 상태인 것처럼 보이지만, 사실 피로에 강한 몸을 만들기에는 이 정도가 딱 좋은 손질법이다.

브로콜리나 콜리플라워에는 스트레스에 강한 몸을 만들어주는 비타민 C가 풍부한데 이들을 익히면 대부분의 영양소가 빠져나간다. 날것일 때 훨씬 영양가가 높다. 시금치 역시 뿌리 부분이 더 영양가가 높고 셀러리도 이파리에 식이섬유와 피로 해소를 돕는 비타민 B군을 더 많이 포함하고 있다. 토마토에는 감칠맛을 내는 글루탐산glutamic acid이라는 성분이 포함되어 있는데 이들 역시 상처를 낫게 하고 소화를 돕는 작용을 한다. 토마토는 아무런 손질도 필요 없이 손쉽게 먹을 수 있으므로 샐러드에 빠뜨리지 않고 포함시키는 것이 좋다.

스탠퍼드의 방식을 따라 집에서 샐러드를 만들 때에도 채소를 대충 손질하는 것은 어떨까? '대충 다듬어서 씻기만 하면' 일손도 덜고 영양소도 효율적으로 섭취하는 일석이조의 효과를 얻을 수 있다. 피로에 강한 몸을 만들고 싶다면 시도해보자.

세계적인 피로회복제, 닭가슴살

운동선수는 저녁으로 지방이 적은 소고기, 흰 살 생선, 닭고기 등 포만감이 드는 단백질 음식을 주로 먹는다.

특히 소고기는 지방질이 적고 피로 해소의 기본 구성 성분으로 알려진 L-카르니틴L-Carnitine이 풍부하게 포함되어 있다. 마늘에는 알리인alliin이라는 성분이 풍부한데 알리인이 소화 시 분해되면 피로 해소를 돕는 알리신allicin으로 변한다. 스테이크를 만들 때 마늘을 넣으면 일석이조의 효과를 얻을 수 있다.

덧붙이자면, L-카르니틴은 근육통 예방에도 도움이 되는데 이 성분은 소고기뿐 아니라 우유에도 포함되어 있다. 이러한 이유로 많은 스탠퍼드의 선수들은 우유를 즐겨 마신다.

흰 살 생선은 대표적인 저칼로리·고단백 식품이다. 참고로 연어도 흰 살 생선으로 분류된다.

닭고기 역시 저칼로리·고단백 식품으로 알려져 있는데, 그중에서도 닭의 간에는 눈이나 피부 점막을 건강하게 유지하도록 돕는 비타민 A가 풍부하다. 소화 흡수도 잘 되므로 자기 전 마지막 식사인 저녁 식재료로 매우 적합하다.

'피로 해소'의 관점에서 가장 권하고 싶은 식재료는 무엇보다 닭고기다. 특히 닭가슴살이 가장 좋다. 그중에서도 가슴살 가장 안쪽의 닭안심은 지방이 매우 적은 부위인 데다 가열해도 촉촉해서 먹기 편해 피로회복식으로 안성맞춤이다.

특히 닭가슴살에 든 피로회복 물질인 이미다졸 디펩티드imidazole dipeptide는 세포를 훼손하는 '산화 현상'을 막아줄 뿐 아니라 활성산소를 제거해 뇌의 피로를 풀어준다. 알려진 바에 따르면 '철새가 장시간 지치지 않고 날 수 있는 이유가 바로 새의 날갯죽지(가슴살

부근)에 이미다졸 디펩티드가 포함되어 있기 때문'이라고 한다.

사실 이미다졸 디펩티드는 자주 사용해 피로가 잘 쌓이는 부위에 모두 포함되어 있다. 예를 들어, 멈추면 죽는다고 알려진 회유어종 중 하나인 참치는 헤엄치는 내내 움직여야 하는 꼬리와 지느러미 부분에 이미다졸 디펩티드가 있다. 자고 있는 동안에도 끊임없이 일을 하는 인간의 뇌에도 풍부하게 들어 있다고 한다.

갈색 탄수화물의 영양소는 백미의 8배

빵이나 밥 등 탄수화물이라고 해서 전부 건강에 해로운 것은 아니다. 정제된 밀가루로 만든 빵이나 백미에는 당질이 많아 피하는 것이 좋고, 호밀빵이나 현미로 대신하는 것이 좋다. 쉽게 말해 흰 것을 피하고 갈색을 선택하면 된다.

나는 종종 선수들의 식단으로 제공되는 샐러드에 흰 빵 대신 세계에서 가장 작은 파스타로 불리는 '쿠스쿠스'를 섞어 제공한다. 쿠스쿠스에는 식이섬유가 풍부하고 칼슘과 마그네슘도 포함되어 있다. 미네랄의 일종인 마그네슘은 뼈와 치아를 튼튼하게 할 뿐 아니라 스트레스를 줄이고 대사를 활발하게 하는 등, 그야말로 '컨디션 관리를 돕는 든든한 아군'이라 할 수 있다.

잡곡도 적극적으로 권장한다. 퀴노아, 아마란스, 피, 기장과 같은 잡곡은 우리 몸에 매우 이롭고 컨디션 관리에 탁월한 먹거리다. 식이섬유와 비타민이 풍부할 뿐만 아니라 혈당치의 상승을 억제하고 내장의 피로 해소를 돕기 때문이다. 잡곡 역시 선수들이 의식하지 않고 자연스럽게 섭취할 수 있도록 샐러드에 섞어 제공하는데, 이전에 담당했던 남자 농구팀 선수들은 스탠퍼드식 식단을 통해 '잡곡을 좋아하게 되었다'고 입을 모아 말했을 정도다.

실제로 퀴노아에는 흰쌀밥의 약 8배나 되는 식이섬유가 들어 있다. 단백질, 칼륨, 칼슘, 마그네슘, 철분 같은 우리 몸의 필수적 영양소도 백미에 비해 2~8배 많다. 미국항공우주국NASA에서는 우주 식량 후보로 퀴노아를 선정했을 정도다. 그야말로 슈퍼푸드라 할 만하다. 일반 대중에게는 날씬한 몸매를 유지하는 슈퍼모델들이 자신의 식단에 퀴노아가 빠지지 않는다고 이야기해 이목을 끌기도 했다.

기장에는 근육의 피로를 푸는 비타민 B1이 풍부하며 피로 해소에 빼놓을 수 없는 칼륨과 마그네슘도 섭취할 수 있다. 아마란스에는 필수아미노산인 라이신lysine이 들어 있는데, 이는 뼈와 근육을 튼튼하게 만드는 작용을 돕고 에너지대사를 활발하게 한다.

피로에 강한 몸을 만들고 싶은 사람이라면 적극적으로 잡곡을 섭취하자. 자연스럽게 항피로 체질로 거듭날 수 있을 것이다.

달콤한 아침은
'내장 피로'를 부른다

독은 약보다 빨리 퍼진다

한 가지 고백하자면, 이제까지 설명해온 피로 해소에 좋은 음식을 먹는다고 해도 곧바로 피로가 풀렸다고 느끼기는 어렵다. 섭취한 음식의 영양소를 어디에 어떻게 사용할지는 우리가 직접 정하는 게 아니라, 우리의 몸이 스스로 결정하는 것이기 때문이다.

　아무리 좋은 음식을 먹었다고 해도 변화를 실감하기 어렵다 보니, 피로 해소에 도움이 되는 유익한 습관이라는 사실을 알면서도 꾸준히 실천하는 동기부여가 잘되지 않는다. 식습관을 바꿔 피로를 개선하기 힘든 이유가 여기 있다.

반면 몸에 해로운 음식을 먹었을 때 우리가 느끼는 피로감과 권태감은 상당히 즉각적이다. 몸에 나쁜 음식은 위장에 부담을 주어 '내장 피로'를 일으키는 직접적인 원인이기도 하다. 기름진 튀김을 먹고 위가 더부룩해서 다음 날 힘들었던 적은 없는가? 이는 무리한 위장 운동으로 인해 내장 피로가 발생했다는 증거다. 특히 음료는 소화 흡수가 빨라 피로 증세도 더 빠르게 나타날 수 있다.

오늘 먹은 음식이 하루의 컨디션을 망가뜨릴 수 있다. 이 점을 반드시 기억하기 바란다.

달콤한 아침은 피하자

앞에서도 강조했듯이 아침을 빠뜨리지 않고 챙겨먹는 것은 무엇보다 중요하다. 하지만 아침 메뉴로 피해야 하는 음식도 있다. 바로 '단 음식'이다.

나는 스탠퍼드의 선수들에게도 '아침에는 단 음식을 먹지 말라'거나 '아침에 단 음식을 먹으면 위험하다'고 수시로 주의를 준다. 미국 사람들이 아침에 즐겨 먹는 음식 중에는 프렌치토스트나 팬케이크 같은 많은 양의 당분을 포함하고 있는 것도 있다. 이러한 메뉴는 미국인에게 너무나 친숙하기 때문에 나는 매번 선수들에게 아침 식사로 적절하지 않다고 주의를 줘야 한다.

아침에 먹는 음식의 성분이 대부분 당으로 이루어질 경우 혈당 스파이크가 일어날 확률은 수직 상승한다. 결국 피로에 약한 몸이 된 상태에서 하루의 시작을 맞이하는 것이다. 게다가 단 음식들은 중독성이 강해 필요한 영양소를 포함하고 있는 다른 음식들을 섭취하는 것을 방해하기도 한다.

물론 프렌치토스트나 팬케이크를 꼭 먹고 싶어 하는 선수도 있다. 이런 선수들에게는 적어도 메이플 시럽이나 슈거 파우더는 뿌리지 말라고 조언한다. 이도 참을 수 없다면 아주 적은 양만 뿌릴 것을 권한다. 당연하지만, 싸우러 나가는 전사가 산더미처럼 수북이 쌓은 휘핑크림을 먹는 것은 있을 수 없는 일이다.

앞에서 간식으로 당이 포함된 과일을 추천한다고 했는데, 가공해서 달게 만든 과자 종류는 피해야 한다. 과자, 케이크, 아이스크림 같은 기호식품에는 비타민과 미네랄 같은 피로 해소를 돕는 성분이 전혀 포함되어 있지 않다. 반면 당질과 지방질은 많다. 스탠퍼드의 선수들은 이 사실을 잘 알기에 여간해서는 이러한 종류의 간식을 입에 대지 않는다. 게다가 과자를 먹으면 오히려 체내의 비타민이 소비되는 어마어마한 상황이 벌어지므로 과자는 철저히 금지한다.

항피로 식단의 3원칙

철저한 식단 관리는 매우 어려운 일이지만, 기본적인 내용만 숙지하고 있으면 식단을 짜기 어렵지 않다. 도움이 되기를 바라며 피로 해소에 효과적인 영양소와 해당 영양소가 풍부하게 포함된 식재료를 정리했다.

단백질

- **L-카르니틴** : 소고기 살코기, 양고기, 우유
- **라이신** : 유제품, 돼지고기, 정어리, 연어
- **이미다졸 디펩티드** : 닭가슴살, 참치, 가다랑어
- **글루탐산** : 토마토, 해조류, 배추

비타민 *비타민은 열을 가하면 쉽게 파괴되므로 주의하자

- **비타민 A** : 닭 간, 장어 간, 닭고기
- **비타민 B군** : 돼지고기, 기장, 시금치, 샐러리
- **비타민 C** : 브로콜리, 레몬, 콜리플라워

미네랄

- **칼륨** : 퀴노아, 바나나

● **마그네슘** : 해조류, 퀴노아, 기장, 견과류

기타

● **알리인** : 마늘

소개한 영양소를 모두 하루에 골고루 섭취하는 것이 가장 좋다. 그것이 어렵다면 적어도 다음의 세 가지는 기억하자.

첫째, 기름지고 단 음식은 피하자.

둘째, 가능하다면 매일 다른 음식을 먹자.

셋째, 피로 해소에 단백질과 비타민은 무조건 좋다!

이것만 명심해도 힘들이지 않고 피로에 강한 몸을 만드는 식사를 할 수 있을 것이다.

어떻게 마셔야
더 건강해지는가

물이 부족하면 세포·뇌·근육이 모두 힘들어한다

마지막으로 인간에게 꼭 필요한 수분 섭취에 대해 이야기하겠다.
특히 수분 섭취는 몸을 관리하는 과정에서 최대한 거르지 말고 챙
겨야 할 필수 과제다.

프로 운동선수들은 기본적으로 하루 6~8컵의 물을 마신다. 1컵
이 약 180mL이므로 하루에 1.5L를 마시는 셈이다. 인간은 하루에
약 1L의 땀을 흘리므로 적어도 그만큼의 수분은 보충해야 한다. 게
다가 우리 몸의 70%는 수분으로 이루어져 있으므로 세포가 정상

적으로 활동하기 위해서라도 적절한 수분 섭취는 매우 중요하다.

피로를 방지하려면 혈액순환이 원활하게 이루어져 세포와 근육 활동에 필요한 영양분과 산소가 온몸 구석구석 운반되어야 한다. 혈액은 수분을 함유하고 있기 때문에 당연히 충분한 수분을 포함하고 있는 맑은 상태일 때 더 원활히 순환한다.

뇌가 활동을 하기 위해서도 수분이 필요하다. 수분 부족으로 혈액순환이 제대로 이루어지지 않으면 뇌에 충분한 영양 공급이 되지 않기 때문이다. 당연히 뇌 기능도 약해진다. 그러면 중추신경도 제대로 작동하지 않고 움직임도 부자연스러워져 몸 어딘가에 불필요한 부담이 쌓인다. 결국 점점 피로에 약한 몸이 되는 것이다.

체온이 올랐을 때에 몸은 땀이라는 형태로 체내 수분을 배출해 체온을 조절한다. 땀이 나는 것은 곧 체온을 조절하고 있다는 의미다. 하지만 충분한 수분 보충이 이루어지지 않으면 더 이상 땀을 흘릴 수 없고 체온 조절이 어려워져 결국 뇌와 몸의 기능이 정지한다. 심할 경우 '열사병'에 걸릴 수도 있다.

이처럼 체내 수분이 부족하면 피로 해소를 방해하는 데 그치지 않고 심각한 질병의 원인이 되기도 한다. 따라서 수분 보충은 컨디션 관리에 반드시 필요한 요소다.

스탠퍼드 스포츠의학센터에서도 훈련 전 선수들에게 반드시 수분을 섭취하게 한다. 특히 여기서 주의할 점은 인공 첨가물이 포함된 음료가 아닌 순수한 물을 마셔야 한다는 점이다. 이 규칙은 모든 선수들에게 예외 없이 적용되는 사항이다.

수분 보충은 가장 기본적인 것이지만 그만큼 소홀하기에도 쉽다. 하지만 충분한 양의 물을 마시는 것은 체내의 온도를 유지하고 우리 몸의 손상을 막을 수 있는 가장 기본적인 단계이므로 반드시 유의하자.

물 외에는 하루 한 잔만

앞서 지적한 바와 같이 스탠퍼드의 선수들은 수분 보충을 위해 기본적으로 '물'을 마시는 것을 원칙으로 한다.

가끔씩 원정지의 호텔에서 물 이외의 음료를 준비하는 경우도 있다. 하지만 그때도 음료의 종류는 '아이스티'와 '레모네이드' 정도로 제한한다. 게다가 호텔 측에 '레모네이드를 주문하는 선수가 있으면 리필은 하지 말아 달라'고 신신당부한다.

참고로 미국에서는 레모네이드를 만들 때 보통 탄산을 넣지 않고 레몬에 꿀 혹은 소량의 설탕으로 단맛을 낸 다음 물로 희석해서 만든다. 이때 레몬에 든 비타민 C는 피로 해소에 도움이 되므로 한 잔 정도의 레모네이드까지 금지할 필요는 없다. 굳이 탄산의 자극이 필요하다면 당분이 섞이지 않은 탄산수를 섞어 만드는 정도로 응용할 수 있다.

탄산음료 1병에 설탕 10스푼

특히 음료수는 누구나 손쉽게 구할 수 있고 조리할 필요도 없는 데다 어디서든 마실 수 있기 때문에 주의를 기울이지 않으면 인식하지 못하는 사이 엄청난 양의 피로 요인을 몸속으로 들여보내게 될 수도 있다. 결론부터 말하자면 스탠퍼드 선수들은 어떠한 종류의 음료수든 거의 마시지 않는다.

음료수의 가장 큰 문제는 당분이다. 음료수 페트병 1병에는 티스푼 10개를 가득 채울 만큼의 설탕이 들어 있다. 따라서 한 병만 마셔도 하루 설탕섭취권장량을 초과한다. 물론 당분의 함유량은 제품에 따라 다르지만, 음료는 마시자마자 재빠르게 흡수되는 특성 탓에 혈당 스파이크를 일으키기 더욱 쉽다.

운동을 마친 후나 여름철에는 단맛이 나는 탄산음료 생각이 간절할 수도 있다. 그러나 음료수는 피로와 비만을 부르는 위험한 마실 것이라는 사실을 기억하자.

술 : 물 = 1 : 1

피로에 대해서 이야기할 때면 종종 이런 질문을 받는다.

"일을 마치고 돌아오면 술을 마시며 쉬고 싶어질 때가 있어요. 피로를 느끼지 않고 술을 즐기려면 어떻게 하면 좋을까요?"

스탠퍼드가 자리한 미국 캘리포니아주에서는 법률로 만 21세부터 음주를 허용한다. 트레이너로서 선수들에게 술은 마시면 안 된다고 가르치기도 하지만, 기본적으로 세계 일류 선수들은 원래 술을 입에 잘 대지 않는다.

물론 완벽한 금주가 쉬운 일이 아니라는 것을 잘 안다. 하지만 애초에 술을 마시는 것으로는 피로가 풀리지 않는다. 만약 피로 해소의 효과가 느껴졌다고 해도 이는 스트레스 발산이나 기분 전환과 같은 심리적인 측면인 경우가 더 많다. 게다가 과음을 했다면 이러한 심리적 효과조차 기대할 수 없다.

상식적인 말이기는 하지만, 술을 마시면서 피로를 쌓지 않으려면 술을 피로 해소의 목적으로 마셔서는 안 된다. 음주를 피할 수 없는 상황이라면 술과 물의 비율을 1:1로 지키며 마시자. 술과 같은 양만큼 물을 마시면 자연스럽게 더 적은 양의 술을 마시게 되는 효과를 얻을 수 있다.

카페인을 너무 많이 마셔 사망한 남성

마지막으로 피로 해소를 다룰 때 빠지지 않는 '에너지 드링크'에 대해 이야기해보자.

피로감이나 수면 부족을 빠른 시간 내에 해소하고 싶다는 욕구는 세계 어느 나라나 마찬가지다. 그래서인지 전 세계적으로 다양한 에너지 드링크가 출시되고 또 그만큼 많은 양이 팔린다.

에너지 드링크에는 한 캔당 100~150mg의 카페인이 들어 있는데, 너무 많이 마시면 카페인 중독을 일으키며 심할 경우 목숨을 잃게 될 수도 있다.

실제로 2015년 5월, 장기간 에너지 드링크를 마셔온 20대 남성이 사망한 일이 발생했다. 교대 근무를 해왔던 이 남성은 심야 근무 중 졸음을 쫓기 위해 에너지 드링크를 자주 마셨다고 한다. 결국 이 남자의 사인은 에너지 드링크 과다 섭취로 인한 카페인 중독인 것으로 밝혀졌다.

유럽 식품안전청에서 정한 성인의 카페인섭취권장량에 따르면 카페인 섭취는 1일 400mg까지, 1회 200mg을 넘지 않는 것이 바람직하다. 400mg의 카페인은 커피 4~5잔에 해당한다. 졸음을 쫓기 위해 카페인을 섭취할 때는 반드시 양에 주의하자.

스탠퍼드에도 종종 경기 전에 몰래 에너지 드링크를 마시는 선수가 있다. 나의 추측이지만 아마도 이들이 에너지 드링크를 마시는 것은 '자기암시' 차원인 것 같다. 스탠퍼드의 선수들은 매일 한계에 다다를 때까지 훈련하고 올바른 식사와 수면에 최선을 다한다. 코치에게 건네받은 전략 비디오를 수십 번이고 돌려보며 스스로의 상태를 완벽히 파악하고 단련한다. '이제 더 이상 할 일이 없다' '할 수 있는 것은 다했다'고 말할 수 있는 상태에 이를 때까지 노력하는 것이다. 그럼에도 경기 직전에 떨리는 마음은 어찌할 수 없다. 그래서 이길 수 있다는 의욕을 다지기 위해 최후의 수단으로서 에너지 드링크를 마시는 것이다.

피로에 강한 몸을 만들고 유지하려면, 에너지 드링크에 의존하기보다 우선 자신이 할 수 있는 범위 내에서 피로 예방법, 피로 해소법, 피로를 이겨내는 식사법을 실천하는 편이 훨씬 효율적이고 확실하다.

무턱대고 건강식품이나 에너지 드링크에 손을 뻗지 말고 스스로 피로에 강한 몸을 만드는 방법을 터득하자. 그러한 능력이야말로 앞으로 인생 100세 시대를 살아가는 데 필요한 피로 관리의 기술이다.

피로를 이겨내는 식사법을 한눈에!

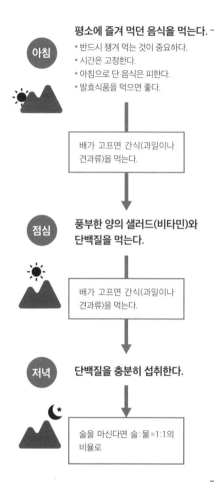

아침

평소에 즐겨 먹던 음식을 먹는다.
* 반드시 챙겨 먹는 것이 중요하다.
* 시간은 고정한다.
* 아침으로 단 음식은 피한다.
* 발효식품을 먹으면 좋다.

배가 고프면 간식(과일이나 견과류)을 먹는다.

점심

풍부한 양의 샐러드(비타민)와 단백질을 먹는다.

배가 고프면 간식(과일이나 견과류)을 먹는다.

저녁

단백질을 충분히 섭취한다.

술을 마신다면 술:물=1:1의 비율로

공통 사항
· 세끼 모두 모자란 듯 먹는다.
· 의식적으로 비타민과 단백질을 섭취한다.
· 탄수화물은 흰색보다는 갈색이 좋다.
· 단백질:탄수화물=3:1을 목표로 한다.

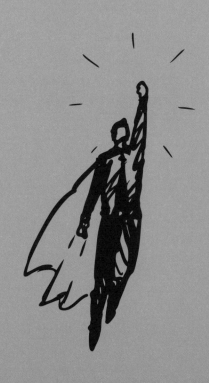

평생 활력 있는
삶을 위한
바른 자세와 마인드셋

우리는 아직 바뀌지 않았을 뿐이다.

우리의 몸은
X자를 이룰 때 가장 좋다

피로는 줄이고 최고의 성과를 얻는다

끝으로 5장에서는 온종일 바쁘게 일하면서도 피로에 따른 손상을
최소화하는 '하드워크 전략hard work method'을 소개하려고 한다. 스포
츠의학 지식과 선수 트레이너로서 쌓은 경험을 바탕으로, 피로에
강한 몸을 만드는 원리를 응용한 프로그램이다.

여러 번 이야기했듯이, 피로는 불필요하고 무리한 움직임이 그
원인이다.

가만히 있다고 생각할 때에도 실제 우리 몸은 완전히 정지한 상

태가 아니다. 몸속 어딘가는 항상 움직이고 있다. 일상적인 동작들도 마찬가지다. 일하느라 여기저기 돌아다닐 때는 걷기라는 동작을 수행하며, 출퇴근 중에는 계단 오르내리기나 서 있는 동작 등이 추가된다.

많은 직장인이 '하루 일과의 대부분을 책상 앞에 가만히 앉아 있는다'고 생각할지 몰라도, 실제로는 그 자세를 유지하기 위해 계속해서 근육을 사용해야 한다. 몸을 씻고, 이동하고, 간단하게 집안을 정리하는 등 일상을 유지하기 위해서는 반드시 어떠한 동작이 수반되어야 한다. 이 모든 과정에서 우리 몸에 영향을 끼치는 중력의 힘도 피할 수 없다.

그렇기에 스탠퍼드 선수들은 훈련 중에는 물론이고 일상생활 속에서 '몸을 올바르게 사용하는 법', 다시 말해 '몸을 지치지 않게 사용하는 방법'을 꾸준히 익힌다. 그리고 이것이 스탠퍼드의 많은 선수들이 강도 높은 훈련과 학업을 병행하면서도 뛰어난 성과를 이루어내는 비결 중 하나다.

현실적으로 피로를 완전히 없애는 것은 불가능하다. 너무 바빠서 밀려오는 피로감을 해소할 수 없는 날도 있기 마련이다. 하지만 '피로는 어차피 쌓이는 거니까 어쩔 수 없지'라며 포기하지 말자. 평소 수백, 수천 번씩 반복하는 기본동작을 바로 잡아 몸에 불필요한 부담이 쌓이지 않는 방식으로 움직이면 누적되는 피로의 총량을 최대한 줄일 수 있다. 그뿐 아니라 회복 속도가 피로가 쌓이는 속도를 따라잡지 못하는 상태에 빠지는 것도 막을 수 있다.

하드워크 전략을 실천하면 스탠퍼드의 선수들이 그러하듯 체력의 손상을 최소화하면서 최고의 성과를 얻을 수 있다. 지금부터 일상생활 속에서 최대한 피로를 줄이려면 어떻게 해야 하는지 그 전략을 살펴보자.

균형 잡힌 자세의 기본, X근 이론

피로감을 적게 느끼는 일상 속 동작을 터득하려면 우선 피로를 줄이는 기본자세부터 살펴보아야 한다.

기본자세를 설명하기 전에 '교차 증후군Crossed Syndorome'이라고 불리는 인간의 자세에 관한 이론을 먼저 설명하겠다. 이는 앞서 언급했던 프라하스쿨에서 처음 제기된 이론으로 이 책에서는 'X근'이라고 표현하겠다. X근의 정체를 제대로 파악하기 위해서는 먼저 근육의 성질에 대한 기본적인 이해가 필요하다.

팔을 굽히고 펴는 등 우리가 특정한 동작을 할 때, 움직임을 주도하며 수축하는 근육은 '작용근'agonist이라 한다. 그리고 이러한 작용근의 움직임에 연동해 이완되는 근육은 '대항근'antagonist이다. 근

근육은 뼈를 사이에 두고 한 쌍을 이룬다

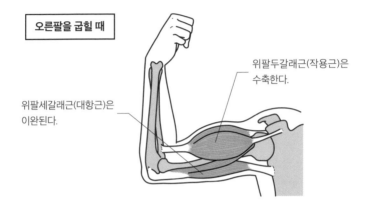

오른팔을 굽힐 때

위팔두갈래근(작용근)은
수축한다.

위팔세갈래근(대항근)은
이완된다.

❗ 근육이 서로 반대 작용을 하면서 움직임이 발생한다.

육은 대부분 한 쌍으로 이루어져 있어서 기본적으로 어딘가의 근
육이 작동하기 위해 수축할 때 이와 연동해 움직이는 다른 한 쌍의
근육은 이완된다.

알통을 만들 때 위팔두갈래근(이두박근)은 작용근으로서 수축한
다. 그리고 위팔두갈래근과 쌍을 이루는 위팔세갈래근(상완삼두근)
은 대항근으로서 느슨하게 이완한다. 그렇다고 대항근이 그저 늘
어진 채로 움직이지 않는 것은 아니다. 대항근은 작용근이 지나치

게 수축하지 않도록 제동을 거는 역할을 한다.

게다가 특정 근육이 작용근이나 대항근으로 정해져 있는 것도 아니다. 알통을 만들 때와 달리 굽히고 있던 팔을 필 때는 근육의 역할이 뒤바뀌어 위팔세갈래근은 작용근이 되고, 위팔두갈래근이 대항근이 된다. 한 쌍을 이루는 작용근과 대항근은 대부분 뼈나 관절을 사이에 두고 대칭을 이룬다는 것도 특징이다.

X자가 틀어지면 피로에서 벗어날 수 없다

인간의 골격과 근육은 기본적으로 '좌우대칭'을 이룬다. 그렇다고 몸을 구성하는 모든 요소가 모두 완벽하게 좌우대칭을 이루는 것은 아니다. 우리 몸의 왼쪽에는 심장, 오른쪽에는 간이 위치해 있는데 이들의 배치나 크기는 각각 차이가 있다. 그럼에도 앞서 살펴본 바와 같이 '한 쌍을 이루는 뼈나 근육'은 좌우대칭을 이룬다.

- 작용근과 대항근
- 좌우대칭을 이룬 골격과 근육

다시 말해 우리 몸의 바람직한 상태는 신체가 고르게 균형을 유지하는 것이다.

그런데 균형 잡힌 상태를 유지하기 상당히 어렵고 그 결과 우리의 '피로'에 직접적으로 영향을 끼치는 근육이 있다. 바로 X근이다.

X근이란 다음의 A와 B에 해당하는 선이 교차하는 모양이 알파벳 X처럼 보인다고 해서 붙여진 이름이다.

- A : 코끝과 가장 튀어나온 어깨뼈를 연결한 선
- B : 목과 어깨의 경계점과 유두를 연결한 선

이를 옆에서 보면 다음의 그림과 같다. 교차한 선 AB의 모양이 깔끔하게 대칭을 이룬 X자일 때 우리는 쉽게 지치지 않는 올바른 자세를 갖춘 상태다. 그런데 고개를 앞으로 빼고 있거나 등을 뒤로 젖히고 있으면 X자가 틀어지고 만다. A선 양쪽 끝 근육에 힘이 들어가 수축되고 B선 양쪽 끝 근육은 지나치게 이완해 상반신의 균형이 무너지고 자세가 나빠지는 것이다.

X자 형태가 무너지면 특정 근육에 긴장이 발생하고 부담이 간다. 그 상태가 지속되면 결국 몸이 틀어져 쉽게 지치는 자세로 변하는 것이다. 즉, AB의 양쪽 끝 어디에도 과도한 수축이나 이완이 발생하지 않는 균형 잡힌 상태일 때 피로를 줄이는 기본자세를 갖추었다고 할 수 있다.

우리 몸의 피로를 초 단위로 좌우하는 X근

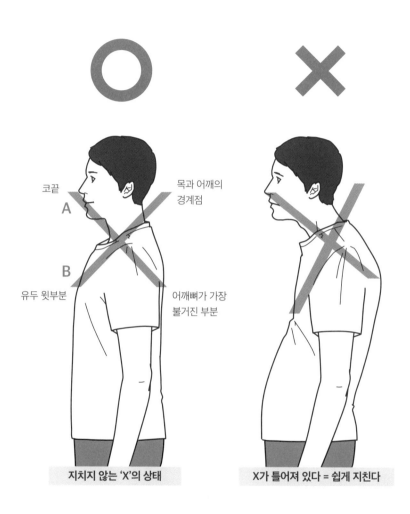

○

×

코끝
A
목과 어깨의
경계점

B
유두 윗부분
어깨뼈가 가장
불거진 부분

지치지 않는 'X'의 상태

X가 틀어져 있다 = 쉽게 지친다

귀와 어깨의 일직선을 유지하라

X근이 바르게 균형 잡혀 있는지 확인하려면 어떻게 해야 할까?

사실 X근의 상태를 직접 감지하기란 상당히 어렵다. 그러나 안심하자. X근을 똑바로 유지하고 있는지는 '귀'와 '어깨'를 보면 알수 있다.

편안히 서거나 앉았을 때 귀와 어깨의 위치가 어떠한가? 자신의 귀가 어깨보다 앞으로 나와 있는 상태라면 생활하는 내내 몸을 무리하게 사용하고 있을 가능성이 높다. 아마도 등(등뼈에서 허리뼈까지)이 굽었거나 허리가 뒤로 젖혀진 상태일 것이다.

X근을 똑바로 유지한 상태란 귀와 어깨를 연결한 선이 지면과 수직인 상태를 말한다. 그렇다고 코끝과 어깨뼈를 지나치게 의식할 필요는 없다. 몸의 옆선을 의식하면서 바르게 서는 것만으로도 X근의 균형을 바로잡고 신체 부담이 적은 기본자세를 유지하는데 도움이 된다.

매일 정신없이 바쁘겠지만, 움직일 때든 가만히 있을 때든 최대한 귀와 어깨가 일직선인 상태를 유지하자. 이것이 바로 하드워크 전략의 기본자세다.

귀와 어깨를 연결한 선이 바닥과 수직이 되도록 유지한다

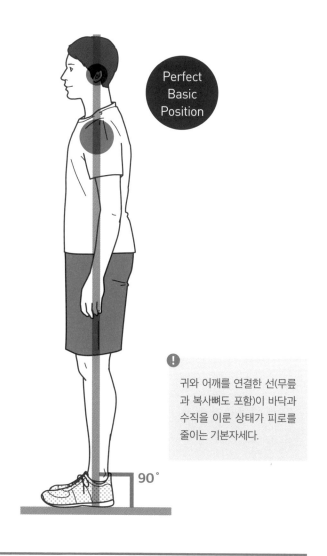

Perfect
Basic
Position

90°

❗ 귀와 어깨를 연결한 선(무릎
과 복사뼈도 포함)이 바닥과
수직을 이룬 상태가 피로를
줄이는 기본자세다.

바르게 앉고, 서고,
걷기만 해도 컨디션 UP

피곤하지 않게 서는 법

지금부터는 서기, 앉기, 걷기와 같은 일상적인 동작을 할 때 최대한 몸에 부담을 주지 않는 방법에 대해 이야기하겠다.

우선 지치지 않게 서는 법을 살펴보자.

약속 장소에서 누군가를 기다릴 때나 출퇴근 전철을 기다리며 가만히 서 있을 때, 우리는 대개 무의식중에 오른쪽 다리에 무게 중심을 두곤 한다. 이는 앞 장에서 다루었듯이, 횡격막의 구조가 좌우 비대칭이므로 '좀 더 크고 두꺼운 오른쪽' 횡격막에 의지하는 경향이 있기 때문이다. 따라서 일부러 주의하지 않으면 온몸의 체중이 몸의 오른쪽으로 쏠리기 십상이다.

가만히 서 있어야 하는 상황에서 올바른 무게 중심을 유지하기 위해서는 몸을 가볍게 좌우로 흔드는 것이 좋다. 허리의 가장 도드라진 뼈 부분을 중심으로 가볍게 좌우로 흔들면서 천천히 체중을 분산하자. 체중이 오랫동안 한쪽으로 치우치는 것을 방지해 신체의 불균형을 막을 수 있다.

정말 아주 작게 흔들어도 상관 없다. 길에 서서 누군가를 기다릴 때에도 자연스럽게 실천해보자.

피곤하지 않게 앉는 법

다리를 꼬고 앉는 버릇을 갖고 있는 사람은 몸의 균형이 무너져 있을 가능성이 크다. 만약 우리 몸이 오른쪽으로 틀어졌다고 가정해보면, 우리의 뇌(중추신경)는 이를 어떻게든 바로잡아 균형을 맞추기 위해 '왼쪽 다리를 꼬라'라고 명령을 내린다. 하지만 이러한 방식으로는 몸의 균형을 바로잡을 수 없다. 오히려 이를 반복할수록 몸의 균형은 점점 더 무너진다.

또 어떤 이들은 '허리를 구부정하게 숙여 앉는 자세가 좋지 않

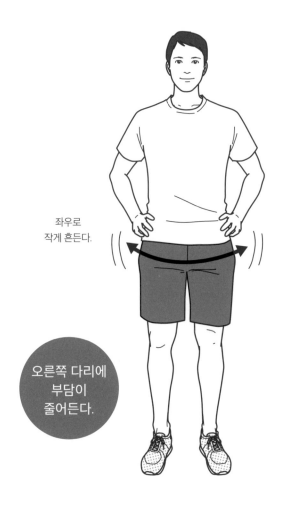

좌우로
작게 흔든다.

오른쪽 다리에
부담이
줄어든다.

좌우로 작게 흔들어서 신체 비대칭을 극복하고
피로가 쌓이는 것을 막을 수 있다.

다'는 말을 지나치게 의식해 과도하게 허리를 뒤로 젖힌 자세로 앉기도 한다. 하지만 이 경우에도 몸의 중심축은 틀어진다. 우리 몸이 느끼는 부담 역시 매우 높다.

피곤하지 않게 앉는 법의 핵심은 기본자세와 마찬가지로 귀와 어깨를 연결한 선이 일직선이 되게 만드는 것이다. 앉아 있을 때도 귀와 어깨의 위치를 의식해 올바른 자세를 유지하도록 하자.

어깨뼈(견갑골)를 가운데로 모으듯이 좁히고 턱을 똑바로 드는 자세는 어깨 결림을 예방하는 데도 도움이 된다. 어깨뼈를 가운데로 모으면 '어깨뼈 주변에 있는 하부 등세모근(승모근)'이 수축하며 일하기 시작한다. 그러면 반대로 '어깨 주변에 있는 상부 등세모근'은 대칭을 이루기 위해 긴장을 풀며 이완되는데, 바로 이 상태가 올바르게 앉는 자세다.

반대로 우리가 올바른 자세를 의식하지 않고 책상 앞에 앉아 있을 때면 오히려 어깨 주변의 상부 등세모근이 일하고 어깨뼈 주변의 하부 등세모근이 이완된 상태가 되기 쉽다. 이 상태를 지속하면 새우등이 되고 어깨 주변 근육이 부어서 어깨 결림이 찾아온다. 이를 방지하기 위해서는 앞서 말한 바와 같이 어깨뼈를 등 한가운데 모으듯이 좁히고 앉는 버릇을 들여야 한다. 상부 등세모근의 긴장이 풀리면 목이 곧게 서므로 머리와 목의 위치를 바로잡기도 쉽다.

피로에 약한 사람 중에는 목이 어깨보다 앞쪽으로 나와 있는 경

피곤하지 않게 앉는 법

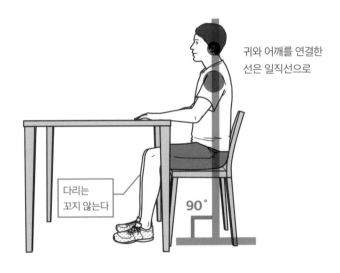

귀와 어깨를 연결한
선은 일직선으로

다리는
꼬지 않는다

90°

뒤에서 본 모습

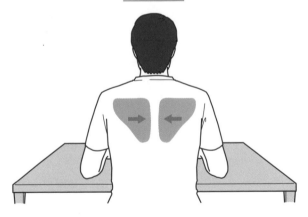

어깨뼈를 가운데로 모으듯이 좁히면
어깨 결림도 막을 수 있다!

우가 많다. 이는 비스듬하게 기운 머리를 목으로만 지탱하는 상태와 다름없다. 성인의 머리는 약 5kg에 달할 정도로 상당히 무거워서 머리를 지탱하기 위해서는 우리의 몸도 어쩔 수 없이 앞으로 구부정하게 쏠린다. 어깨에 무리가 가는 것은 물론 자세까지 틀어지게 되는 것이다.

어깨 결림의 원인은 앞서 지적한 바와 같이 대부분 어깨뼈 때문이므로 올바르게 앉는 자세에 익숙해지면 어깨 결림은 쉽게 예방할 수 있다.

30분마다 다리의 해독장치를 켜라

오랜 시간 앉아 있으면 하반신의 혈류가 정체되어 붓거나 피로해지기 쉽다. 이런 증상이 심해지면 혈전이라고 불리는 혈액 덩어리가 생기는데, 소위 말하는 '이코노미클래스 증후군'(좁은 좌석에 장시간 앉아 있어 다리의 정맥이 막혀 혈전이 생기고 이로 인해 호흡곤란 등을 일으키는 것)의 초기 단계다.

무릎 뒤쪽에는 온몸에 분포한 림프관이 모은 노폐물을 처리하는 '림프샘'이 위치해 있다. 그런데 아무런 움직임 없이 가만히 앉아만 있으면 림프샘이 제대로 돌아가지 않아 체내에 노폐물이 쌓인다. 그 결과 온몸에 피로감이 몰려온다.

오래 앉아 있어서 생기는 '좌식 피로'를 예방하기 위해서라도 30분에 한 번씩 일어서는 편이 좋다. 만약 회의 중이라 일어설 수 없거나 눈에 띄는 행동을 해서는 안 되는 자리라면 3장에서 소개한 앉아서도 할 수 있는 '발뒤꿈치·발끝 운동'을 해보자. 종아리의 혈액순환이 좋아지고 림프샘의 정체도 해소되므로 오랜 좌식생활로 인해 생기는 피로를 줄일 수 있다.

피곤하지 않게 걷는 법

일본 후생노동성이 2016년 발표한 국민 건강·영양 조사에 따르면 일본인의 하루 평균 걸음 수는 남성이 6,984보, 여성이 6,029보다 (한국인 하루 평균 걸음 수 5,755보). 특별히 운동하지 않는 사람이라도 하루에 약 6,000번씩 반복하는 '걷기'를 올바르게 바로잡는 것만으로도 훌륭한 운동을 할 수 있는 셈이다. 외근이 잦은 직장인이라면 지치지 않고 바르게 걷는 법을 익힘으로써 업무 능률을 끌어올릴 수 있을 것이다.

일상생활만으로 매일 6,000보를 걷고 있으므로 잘못된 걸음걸이로 인한 피로감은 실로 어마어마하다. 게다가 하루 동안 걷는 양을 무게로 환산했을 때 발에 가해지는 부담은 대략 500t에 이른다고 한다. 그러니 올바른 걸음걸이는 더욱 중요하다.

올바른 걸음걸이를 정리하면 아래와 같다.

- 자신의 발의 두 배 정도 되는 보폭으로 걷는다. 피곤하면 보폭이 좁아지므로 의식적으로 같은 보폭을 유지한다.
- 어깨뼈는 등 한가운데로 모으듯이 좁혀서 걷고 귀와 어깨는 일직선을 유지한다.
- ①발뒤꿈치 ②발바닥 바깥 ③발가락 끝(엄지발가락 방향)의 순서로 지면을 밟는다.

피로감이 심할 때는 지면에 발가락 끝부터 닿기 쉬운데 이는 X근의 균형이 무너졌다는 증거다. 이 상태가 계속되면 몸이 앞쪽으로 기울고 발끼리는 서로 교차해(오른발은 왼쪽으로 착지, 왼발은 오른쪽으로 착지) X근의 균형은 점점 더 무너져 내리고 구부정하게 숙인 자세가 된다. 노화가 진행될수록 자주 넘어지는 원인이기도 하다. 발뒤꿈치가 먼저 지면에 닿는 것이 건강한 걸음걸이임을 반드시 기억하자.

발바닥 전체를 지면에 대고 걷는 이른바 터벅거리는 걸음걸이는 발바닥의 아치(장심)가 무너져 '족저근막염' 등의 염증을 일으키는 원인이 되기도 한다. 지면에서 오는 반동을 발바닥 전체가 감당하므로 충격이 잘 분산되지 않고 발에 피로가 쌓이기 때문이다.

평소 걸을 때마다 발바닥이 지면에 닿는 순서를 의식하며 걷는 것만으로도 발이 감당해야 할 부담은 훨씬 가벼워질 수 있다는 것을 명심하자.

피곤하지 않게 걷기 위한 올바른 순서

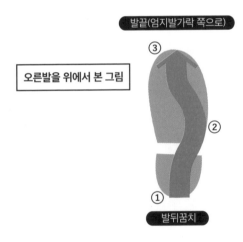

발끝(엄지발가락 쪽으로)

오른발을 위에서 본 그림

③

②

①

발뒤꿈치

⚠ 발뒤꿈치에서 바깥쪽으로 포물선을 그리듯이 ①②③ 순으로 댄다.

손잡이만 제대로 잡아도 출퇴근길 피로가 줄어든다

대중교통을 이용해 출퇴근하는 직장인의 평균 통근 시간은 대략 1 시간 정도다. 언젠가 직장인으로부터 '피로를 줄이는 데 전철에서 서 있는 것과 앉는 것 중 무엇이 더 낫나요?'라는 질문을 받은 적이 있다. 피로와 스트레스를 피하려면 당연히 앉아 있는 것이 더 낫다.

그러나 러시아워 속 수많은 인파에 밀려 지하철을 타야 하는 것이 직장인의 숙명이다. 꼼짝없이 서 있어야 할 때가 더 많다. 그렇다면 출퇴근길 피로를 줄일 수 있는 방법이 있을까?

· 손잡이는 두 손으로 잡자.

가능하다면 두 개의 손잡이를 확보하고 양손에 손잡이 하나씩 잡는 것이 좋다. 하지만 수많은 사람들로 북적이는 지하철에서는 이 또한 실천하기 어려운 일이다. 그럴 때는 손잡이가 정수리 바로 위에 위치하도록 선 다음 하나의 손잡이를 두 손으로 잡는다. 그리고 손잡이를 아래로 끌어당기듯이 세게 힘을 주면서 몸을 지탱한다. 그 다음 허리를 좌우로 작게 흔들자. 가끔씩 발뒤꿈치를 들었다 놨다 움직이면 발의 피로가 줄어드는 효과도 얻을 수 있다.

손잡이를 두 손으로 잡으면 몸의 균형이 한쪽으로 쏠리는 것을 막을 수 있다. 흔들리는 지하철로 인해 한쪽 무릎에 지워지는 부담을 분산하는 효과도 기대할 수 있다.

· 손잡이를 번갈아 가며 바꿔 잡는다.

'굳이 한 손으로 손잡이를 잡겠다'면(혹은 그럴 수밖에 없다면) 역이 바뀔 때마다 손잡이 잡은 손을 바꿔주는 것으로 충분하다. 지하철은 끊임없이 흔들리기 때문에 이 방법만으로도 체중이 한쪽으로 쏠리는 것을 막을 수 있다.

손잡이를 두 손으로 잡든 한 손으로 잡든, 최대한 '귀와 어깨가 일직선이 되는 기본자세'를 유지해야 하는 것은 마찬가지다. 도저히 손잡이를 잡을 수 없는 상황이라면 어깨와 귀를 일직선이 되도록 한 뒤 최대한 배를 부풀려서 호흡하자. 복부 내 압력이 올라가면서 몸이 안정되는 효과를 기대할 수 있다.

스마트폰 사용 시간을 잘게 나눠라

지하철에서 서 있는 사람들을 관찰하다 보면 많은 이들이 '한 손으로는 손잡이를 잡고 다른 한 손으로는 스마트폰을 들여다보고' 있는 것을 볼 수 있다. 하지만 조금이라도 피로를 덜고 싶다면 등 근육을 펴고 스마트폰을 든 손을 수시로 바꿔주어야 한다. 가장 바람직한 자세는 고개를 똑바로 유지한 채 스마트폰을 눈높이에 들고 보는 것이다. 사실 진짜 피로 관리를 위해서는 스마트폰을 보지 않는 것이 가장 좋다. 스마트폰을 사용할 때는 시선이 아래를 향할 수밖에 없어 귀와 어깨가 일직선을 유지하기 힘들기 때문이다.

지하철 안에서 스마트폰을 사용하는 사람들을 관찰해보라. 모두 고개를 아래로 숙이고 턱은 안으로 들이민 자세일 것이다. 그 자세에서는 목은 구부러지고 귀는 앞쪽으로 나오며 어깨뼈 사이는 벌어진다. 전형적인 피로를 부추기는 자세다. 자세를 전혀 신경 쓰지 않고 스마트폰을 사용하다 보면 귀와 어깨의 위치가 어긋나기 쉬우므로 수시로 자세를 의식하고 바로잡자.

장시간 스마트폰 사용 시 가장 큰 부작용은 상반신이 구부정한 상태로 고정된다는 것이다. 그리고 이는 자진해서 피로 속으로 뛰어드는 것이나 마찬가지다. 이를 피하려면 될 수 있는 한 스마트폰 사용 시간은 잘게 나누는 것이 바람직하다.

피곤하지 않게 물건 옮기는 법

물건을 옮길 때의 피로를 줄여주는 자세도 있다.

잘못된 방식으로 물건을 옮기면 우리 몸에 불필요한 부담이 가고, 이는 요통이나 디스크의 원인이 되기도 한다. 특히 허리 통증은 심각한 신체 기능의 저하를 불러온다. 허리에 통증이 느껴진다면 신체의 다른 부위도 손상되었을 가능성이 높다. 따라서 물건을 들어 올리거나 내릴 때 허리와 고관절, 체간의 근육을 서로 잘 연동해서 사용하지 않으면 신체 여러 부위에 부자연스러운 부담이 지워지므로 반드시 주의해야 한다.

서 있는 상태에서 허리만 굽혀 무거운 물건을 들어 올리면 허리에 과도한 부담이 간다. 허리의 부담을 줄이려면, 우선 허리를 굽히지 않고 곧게 세운 상태 그대로 엉덩이를 내려 무릎을 굽히며 앉는 것이 좋다. 그 상태에서 팔이나 손의 근력을 사용하지 않고, IAP 호흡법을 통해(배를 부풀러서) 복압을 높이고 허리를 곧게 세운 채 무릎을 피면서 물건을 수직으로 들어 올려야 한다.

이 자세는 고관절을 바르게 굽혀 허리의 힘이 아닌 넙다리네갈래근(허벅지 앞쪽 근육)을 쓰는 방식이다. 이 방식은 허리에 모든 부담이 쏠리는 상황을 막을 수 있다. 물건을 잡거나 들어 올릴 때 허리를 굽히는 자세는 반드시 피해야 한다.

하지만 원래부터 발목의 관절이 뻣뻣하거나 고관절의 가동 범위가 좁은 사람, 허벅지 근육이 약한 사람은 허리의 근력을 사용해 이를 보완하려 한다. 하지만 이러한 방식은 허리에 통증을 유발하기 마련이다. 따라서 물건을 들어 올릴 때 IAP 호흡법이 필요하다.

피곤하지 않게 물건 옮기는 법

A 허리를 보호하는 자세

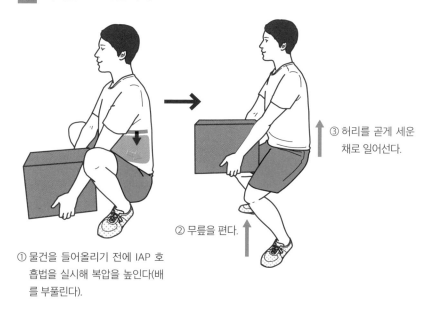

③ 허리를 곧게 세운 채로 일어선다.

② 무릎을 편다.

① 물건을 들어올리기 전에 IAP 호흡법을 실시해 복압을 높인다(배를 부풀린다).

B 허리에 무리가 가는 자세

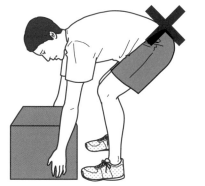

허리를 굽혀 물건을 들어 올릴 때의 단점은 다음과 같다.
- 허리를 다칠 수 있다.
- IAP 호흡법을 할 수 없으므로 A의 방법을 쓸 때보다 물건을 들어올리는 데 힘이 더 든다.

IAP 호흡을 통해 복압이 올라가면 체간과 척주가 고정되므로 넙다리네갈래근을 안정적으로 굽혔다 펼 수 있다. 이렇게 하면 물건을 더 쉽게 들 수 있고 허리에 가는 부담도 줄어든다.

게다가 복압이 올라간 상태에서는 물건의 무게에 비해 더 적은 힘으로 들어 올릴 수 있으니, 반드시 IAP 호흡을 함께 실시하기 바란다.

사실 많은 이들의 생각과 달리 우리 몸의 근육은 물건을 드는 동작에 더 능숙하다. 그래서 물건을 들어 올릴 때보다 '내릴 때' 3배나 큰 부하가 걸린다는 사실을 모르는 사람이 더 많다.

이러한 근육의 작동 원리를 고려한다면 무거운 물건일수록 아래쪽에 수납하는 것이 좋다. 무거운 물건을 위에서 아래로 내리는 상황을 방지해 생활 속 신체 부담을 줄일 수 있다.

몸과 마음을 최고로
이끄는 성장형 마인드셋

스탠퍼드의 회복 심리학

지금까지 피로가 신체 기능을 현저하게 떨어뜨린다는 사실과 더불어, 피로를 예방하고 회복할 수 있는 다양한 회복 전략에 대해 살펴보았다. 그런데 '확실한 피로회복'을 위해서 반드시 기억해야 할 중요한 요소가 하나 더 있다. 바로 '마인드셋'이다.

마인드셋을 우리말로 풀어 이야기하면 '마음가짐'이나 '사고방식' 등으로 바꾸어 말할 수 있다.

여기까지의 이야기를 듣고 '혹시 의욕이 있으면 지치지 않는다거나 피로는 근성으로 날려버리라는 이야기인가요?'라는 오해를 할 수도 있다. 분명한 것은, 의욕이 있으면 지치지 않는다는 식의 발언은 정신론일 뿐이지 마인드셋이 아니다. 정신론은 임시방편식 구호에 지나지 않으며 기대할 수 있는 효과 역시 자기암시 정도다. 하지만 마인드셋은 그 사람의 경험이나 교육에 따라 형성되는 '사고방식의 틀'이자 심리학적으로 행동과 몸에 미치는 효과를 검증받은 '사고의 법칙'이다.

이 책의 서두에서도 적었듯, 마인드셋은 피로에 강한 일류 선수의 몸을 떠받치는 필수 요소 세 가지 중 하나다.

지금부터 피로에 강한 몸 만들기의 마지막 단계로 피로를 이기는 마음가짐이 무엇인지 이야기해보겠다.

어린아이가 항상 기운 넘치는 이유는?

심리학자 캐럴 드웩Carol Dweck 교수는 마인드셋을 30년 가까이 연구한 해당 분야의 세계적인 권위자다. 드웩 교수 역시 스탠퍼드 소속이기 때문에 우리 스포츠의학센터는 교수를 직접 초청할 기회가 몇 번 있었다.

드웩 교수는 같은 능력을 지닌 사람이라도 마인드셋에 따라 발휘할 수 있는 잠재력의 크기가 달라진다고 말한다.

인간은 아이에서 어른이 되기까지 수많은 실패를 거듭하고 또 다시 도전하면서 자신의 능력을 키우고 성장한다. 실패와 도전을 반복하는 과정은 성장의 필수 요소다.

'실패해도 도전을 포기하지 않는' 심리의 이면에는 '자신의 능력은 노력으로 변화시킬 수 있다'는 사고방식이 깔려 있다. 드웩 교수는 이를 성장형 마인드셋growth mindset이라고 명명했다.

우리는 어린 시절에 '왜 그런 거야?'라거나 '그게 뭐야?'라며 끊임없이 질문을 던졌다. 무언가 모르는 것이 있고 그래서 실패했다고 해도 어떻게 하면 잘할 수 있을지 적극적으로 생각을 이어갔다. 아이들이 끊임없이 '왜?'라는 질문을 하는 이유도 이 때문이다.

영국의 작가 이언 레슬리Ian Leslie는 어린아이야말로 호기심 그 자체이며 그것이 '인간의 성장에 반드시 필요'하다고 말했다. 실제로 2세부터 5세에 이르기까지 3년 동안 아이는 총 4만 번의 질문을 한다고 한다. 그는 이에 관한 내용을 자신의 저서 《큐리어스》Curious에 정리했다.

이러한 성장형 마인드셋을 어른이 되어도 유지할 수 있느냐 없느냐가 모든 일의 성패를 결정짓는다. 수없는 도전과 실패를 반복하면서 해답에 다다르려는, 스탠퍼드의 유명한 '디자인 사고'design methodology and thinking를 만들어낸 데이비드 켈리David Kelley와 톰 켈리Tom

Kelly 역시 성장형 마인드셋의 중요성을 누구보다 강조했다.

"실패해도 용서받는 환경이 지금의 실리콘밸리를 탄생하게 했다. 실리콘밸리야말로 성장형 마인드셋의 산물이다."

피로에 강한 몸을 만들 때에도 마음가짐은 매우 중요하다.

드웩 교수는 성장형 마인드셋의 반대 개념으로 '고정형 마인드셋'fixed mindset을 이야기하는데, 고정형 마인드셋의 상태에서 우리는 현상 유지에 집중한다. 또한 눈에 보이는 것에 집착하고 칭찬받는 것을 첫 번째 목표로 삼으며, 스스로 자신의 한계를 설정한다. 이러한 사고방식은 피로가 쌓였을 때 '더 이상 못하겠다'거나 '피로가 풀릴 때까지 기다려야겠다'는 식으로 생각한다.

반대로 성장형 마인드셋을 가진 사람은 피로가 쌓였을 때 '피로를 없애면 능률을 올릴 수 있다'고 생각한다. 다시 말해, '어떻게 하면 피로를 풀 수 있을까? 무엇이 부족한 것일까? 어떻게 해야 최상의 컨디션을 유지할 수 있을까?'라는 식의 생각을 해나가는 것이다. '적극적인 피로 관리'란 바로 이런 것이다.

성장형 마인드셋에 익숙한 사람은 피로는 어쩔 수 없는 것이라 생각하며 스트레스를 쌓아두지 않는다. 적극적으로 예방법과 회복법을 실천한다. 그 결과 지쳐 있는 자신의 현재 상태를 뛰어넘는 더 훌륭한 결과를 이루어낸다.

우리는 아직 바뀌지 않았을 뿐이다

그렇다면 어떻게 해야 성장형 마인드셋으로 전환할 수 있을까?

이를 가능하게 하는 간단한 한마디가 있다. 바로 '아직'$_{yet}$이다. '…을 할 수 없다'라고 단정 짓기보다는 '아직 …을 할 수 없다'라고 생각하자. '나에게는 무리다'라며 포기하는 것이 아니라 '아직 나에게는 어렵다'라며 조금 더 앞을 내다보자.

'아직'이라는 한마디만 붙여도 '아직 그 수준까지 도달하지는 못했지만 머지않아 해낼 수 있다'는 생각의 전환을 이룰 수 있다. 그리고 이와 같은 사고 패턴을 반복해 성장형 마인드셋으로까지 전환할 수 있다면 실제로 이루려고 한 목표 지점에 예상보다 더 빨리 도달할 수 있다.

사고방식은 쉽게 바꿀 수 없다고 생각하는 것 역시 고정형 마인드셋이다. 지금 당장 '성장형 마인드셋으로 바꿔야겠다!'며 굳은 각오를 다지기보다는 '아직 바뀌지 않았을 뿐'이라고 생각해보자.

오늘은 바뀌지 않았지만 내일은 바뀔지 모른다. 내일도 아직 그대로라면 일주일 뒤에는 바뀔 수도 있다.

처음부터 부정하지 말자. 그것이 성장형 마인드셋의 시작이다.

단기 목표를 활용하라

실제로 나는 선수들에게 '아직'이라는 한 마디를 활용한 성장형 마인드셋을 지도하고 실천하게 한다. 그런데 여기서 주목할 점은 스탠퍼드의 많은 선수들이 '아직 하지 못하는 것일 뿐, 언젠가는 해낼 수 있다'고 낙관하며 기다리는 태도에 그치지 않는다는 것이다.

성장형 마인드셋이 제대로 완성되지 않은 상태에서는 스스로에 대한 확신이 부족하므로 불안을 느끼거나 좌절에 빠지기 쉽다. 이를 방지하기 위해 스탠퍼드의 선수들은 자신이 세워둔 최종 목표를 달성하기 위해 '아직 할 수 없다면 지금의 내가 할 수 있는 것은 무엇인가'에 대해 고민한다. 그 다음 지금 당장 실천할 수 있는 단기 목표를 설정하고 그곳을 향해 달려나간다.

성공하는 선수는 반드시 '장기 목표'와 함께 '초단기 목표'를 함께 설정한다. 그리고 초단기 목표를 하나씩 이루면서 장기 목표에 점점 다가간다. 스탠퍼드의 선수들은 아무리 성장형 마인드셋을 가지고 있어도 장기 목표만으로는 지치고 만다는 사실을 알고 있다. 현실적인 목표와 실천 없는 긍정적인 장기 목표만으로 성공할 수 있다는 말은 그저 허황된 정신론에 지나지 않는다.

'언젠가는 미국에서 제일가는 선수가 되겠다'라는 장기 목표도 중요하지만, 이 목표를 달성하기 위해서는 우선 올해 전국대회에서 입상해야 하고 다음 달의 주대회에서 압승을 거두어야 한다. 그리고 이를 위해서는 이번 주 훈련에서 기록을 관리하고 출전권을 확보하는 것이 먼저다.

성장형 마인드셋과 초단기 목표는 한 쌍의 바퀴와 같다. 두 개의 바퀴가 동시에 움직여야 목표를 실현하는 속도에 박차를 가할 수 있다.

그리고 우리는 이 원리를 피로 해소라는 목표를 실현하는 데 동일하게 적용할 수 있다. 우선 피로에 강한 몸을 만들겠다는 장기 목표를 세우자. 그 다음 '하루하루 피로를 쌓아두지 않는다' '그날의 피로는 그날 푼다' '내일의 피로는 예방한다'와 같은 초단기 목표를 세우고 하나씩 달성해나가자. 이 성공의 결과가 쌓이면 어느새 피로에 강한 몸이 되어 있을 것이다.

다만 초단기 목표는 무리해서 세우지 않도록 한다. 욕심을 부리거나 막연한 긍정 사고를 바탕으로 세운 목표는 결국 달성하지 못하고 실패의 기억과 피로만 남긴다.

베스트셀러《그릿》Grit의 저자로 유명한 펜실베이니아 대학교의 심리학 교수 앤절라 더크워스Angela Duckworth는 세계적으로 활약하는 선수들도 '의도적인 훈련'은 1시간이 한계라고 말한다. 휴식 시간을 포함한다 해도 3~5시간이 한계다. 따라서 '오늘, 한계까지 도전하겠다'라는 자세보다는 '오늘은 아직 목표에 이르지 못했으니 오늘의 피로를 풀고 내일 다시 도전하자'라는 자세로 임하는 편이 목표에 도달할 확률이 높아진다고 말한다.

이번 장에서 소개한 하드워크 전략 역시 피로가 쌓이는 것을 최소화할 수 있지만, 그렇다고 해서 스스로의 한계까지 몰아가서는 안 된다. 일을 하다 보면 무리하는 날도 있기 마련이지만, 그것을 '당연한 일상'으로 받아들이지는 말자. 피로에 강한 몸을 만들려면 이 점에 각별히 유의해야 한다.

눈코 뜰 새 없이 바쁠 때는 하루 안에 모든 일을 다 해치우겠다는 마음으로 몰아서 일을 처리하려고 들기 쉽지만, 하루에 할 수 있는 업무량의 절대치를 과대평가해서는 안 된다. 게다가 무리해서 주어진 업무를 모두 처리한다고 해도 결과물의 질이 기대에 못 미칠 가능성이 높다.

시간에 치이는 분주한 일상 속에서도 '단기 목표'의 중요성을 떠올리자. 오늘의 목표를 세우고 실행할 때는 피로를 최소화하고 틈틈이 회복 시간도 마련하자. 이를 반복한다면 양질의 성과를 내어 목표까지 예상보다 빠르게 도달할 수 있을 것이다. 이 또한 피로를 이기는 마인드셋 중 하나라는 점을 명심해야 한다.

피로에 강한 몸이 번아웃을 예방한다

최근에는 운동선수건 직장인이건 상관없이 많은 이들이 번아웃 증후군에 시달린다. 번아웃 증후군이란 최종 목표로 전력 질주하던 사람이 지나치게 몰두한 나머지 기력을 소진해 모든 일에 의욕을 잃는 상태에 이르는 것을 말한다. 이에 대한 원인에 대해서 정신건강의학과 등 다양한 분야에서 연구가 이루어지고 있는데, 가장 일반적인 원인으로 마음과 몸의 극단적 피로를 들곤 한다. 결국 번아웃 증후군이란 경기나 업무의 성과와 맞바꿔 생긴 '피로부채'가 쌓인 결과인 것이다.

번아웃 증후군을 방지하면서 최대 성과를 이끌어내기 위해서라도 모두가 피로를 예방하고 부지런히 회복을 꾀하면서 자신의 목표에 몰두할 수 있기를 진심으로 바란다.

작업의 효율을 높이려면 피로를 쌓아두어서는 안 된다.
피로를 예방하고 몸을 회복하기 위해 적극적으로 대처하자.
피로를 느낀다면 아직 더 나은 성과를 낼 여지가 남아있다는 의미다.

피로부채가 쌓이지 않도록 몸과 마음의 대책을 마련하는 것이 단기적으로든 장기적으로든 성과를 올릴 수 있는 비결이다.

피로가 사라지면
'최고의 나'를 만날 수 있다!

"오늘은 피곤해서 하루 쉬겠습니다."

"피곤해서 더 이상 집안일은 못 하겠어요!"

우리가 피로를 이유로 들며 휴식을 요청했을 때 기꺼이 받아들여지는 상황은 흔치 않다. 두 사례 모두 걱정은커녕 오히려 빈축을 살 수도 있다.

하지만 "감기 기운이 있어 하루 쉬겠습니다"라고 한다면 대부분의 직장 상사는 그러라고 할 것이다. "제발 쉬어달라"라고 부탁할지도 모른다. 마찬가지로 뼈가 부러져 일을 하지 못하는 주부에게 게으름뱅이라고 비난하는 가족도 없다.

이처럼 질병이나 부상과 달리 많은 사람들이 '피로는 마음먹기에 달렸다'거나 '태도의 문제'라고 가볍게 취급하곤 한다. 하지만 나는 치명적인 부상이나 질병을 일으키는 원인이 바로 '피로'라는 사실을 거듭 강조하고 싶다.

우리 사회는 피로를 더 심각하게 받아들여야 한다. 이것이 16년 동안 스탠퍼드에서 극도의 피로에 시달리는 선수들의 몸과 마음을 마주해온 트레이너로서의 심정이다.

현재로서는 피로를 수치화하기 어려운 것이 사실이고 피로라는 말 자체도 병명으로 받아들이지 않는다. 피로를 과학적으로 측정하는 방법이 고안되고 있기는 하지만 아직 연구 단계일 뿐이며 일반적이라고 할 수는 없다. 그래서 피로에 대한 이해 역시 얕은 편이며 단순히 피로감을 해소하기 위해 의료 기관을 찾거나 상담을 받는 일도 적다.

하지만 최근 미국에서는 운동선수에게 트레이너를 붙이듯, 사내에 건강·의학부를 설치하고 개발자를 위한 체력관리사나 물리치료사, 헬스 트레이너, 요가·필라테스 강사를 배치하는 IT 기업이 늘었다. 오늘날과 같은 치열한 경쟁 사회에서 개개인이 '최고의 컨디션'으로 최고의 기량을 펼칠 수 있도록 지원을 아끼지 않는 기업이 급증하고 있는 것이다.

게다가 미국 스포츠계에 몸담은 사람이라면 누구나 '피로가 쌓이면 실력 역시 저하된다'는 사실을 인정하고 있다. 때문에 스탠퍼드뿐 아니라 모든 프로 스포츠계에서는 연습량을 제한해 피로를 예방하는 방식을 철저히 고수한다. 가끔 해외 출신 선수들이 코치에게 '연습을 지나치게 많이 한다'는 주의를 받는 일도 이 때문이다.

미국에서는 피로 해소에 중요한 요소인 수면에 대한 의식이 매우 높은 편이다. 아마존의 CEO 제프 베조스Jeffrey Bezos가《월스트리트 저널》Wall Street Journal과의 인터뷰에서 '잠을 8시간 자면 더 높은 성과를 낼 수 있다'고 말해 화제를 모으기도 했다. 우주로켓을 제조하고 개발하는 스페이스 X와 전기자동차 회사인 테슬라의 CEO인 일론 머스크Elon Musk는 일주일에 100시간을 일할 정도로 바쁘게 살아가지만 그 역시 '하루 최소 6시간은 숙면한다'고 전했다.

이처럼 미국에서는 피로 관리에 대해 매우 중요하게 인식하고 있는 것이다.

물론 최근에는 일본에서도 점점 피로 관리에 대한 인식이 확산되고 있다. 하지만 어디까지나 시작 단계일 뿐이다. 현실적으로 아직 피로를 본격적으로 관리하고 해소할 만한 여건이 충분히 마련되어 있지 않다. 게다가 엄청난 인구가 만성피로에 시달리고 있는 상황임에도 피로에 대한 이해도는 낮다.

스탠퍼드의 선수들은 항상 눈앞의 목표를 이루고 상대를 이기기 위해 장기 목표는 물론 단기 목표를 세워 하나씩 달성하며 앞으로 나아간다. 또 그 목표 지점에 도달하기 위해서 최대한 많은 관련 지식을 습득하고 자원을 활용하기 위해 온 힘을 다해 노력한다.

이는 스포츠라는 분야에만 해당하는 이야기가 아니다. 이 책의 첫 번째 목표이기도 한 '피로를 관리해서 최고의 기량을 발휘하겠다'는 결승점에 도달하기 위해 모두가 거쳐야 할 우리의 공통 과제다. 피로는 목표를 달성하는 과정에 놓인 커다란 장애물이다. 따라서 피로의 정체와 발생 원리를 파악하고 그것을 극복하는 노력을 거듭해야만 뛰어난 성과를 거둘 수 있다.

미래를 살아갈 지금의 우리에게 필요한 것은 피로부채를 해소해줄 피로 관리의 기술을 터득하는 일이다. 우리 각자가 자신의 피로를 마주하는 방식을 바꿔나가자.

이 책에서 소개한 다양한 피로 전략을 매일 실천하고 피로를 대하는 스스로의 마음가짐을 바꾸어 나간다면 어느새 변화된 스스로의 모습을 발견할 수 있을 것이다.

이 책을 통해 국적에 상관없이 남녀노소 누구나 '자신이 타고난 능력의 최대치'를 마음껏 발휘할 수 있기를 진심으로 바란다.

참고 문헌

논문 자료는 기본적으로 집필자(4명 이상이면 첫 번째 집필자만 표기 후 et al.로 표기), 자료의 제목, 자료 게재지(일부 약칭), 연도, 권(호), 해당 페이지(게재지의 형식에 따름)의 순서로 기재했다.

프롤로그 | 세계 최강 스포츠의국이 공개하는 '피곤하지 않는 몸' 만들기
- TIMES HIGHER EDUCATION, "World University Rankings 2018", https://www. timeshighereducation.com/world-university-rankings/2018/world-ranking#!/page/0/length/25/sort_by/rank/sort_order/asc/cols/stats
- U.S. News & WORLD REPORT, "Best Global Universities Rankings", https://www. usnews.com/education/best-global-universities/rankings

1장 | 스탠퍼드에서 밝혀낸 피로 발생의 메커니즘
- Maruta, J., et al., "Predictive visual tracking: specificity in mild traumatic brain injury and sleep deprivation", MILITARY MEDICINE, 2014, 179(6):619-25.
- Pavel Kolar, et al., 《CLINICAL REHABILITATION》, DNS, 2014.
- Alex Hutchinson, 《WHICH COMES FIRST, CARDIO OR WEIGHTS?: Fitness Myths, Training Truths, and Other Surprising Discoveries from the Science of Exercise》, William Morrow Paperbacks, 2011.

2장 | 숨만 제대로 쉬어도 피로가 풀리고 어린아이의 활력을 되찾는다
- Andrew, H., "Brain over brawn-CNS training for enhanced performance", PEAK PERFORMANCE, https://www.peakendurancesport.com/endurance-training/techniques/brain-brawn-cns-training-enhanced-performance/
- Hodges, PW., et al., "Intra-abdominal pressure increases stiffness of the lumbar spine", J Biomech, 2005.9, 38(9):1873-80.
- Hodges, PW., et al., "Contraction of the human diaphragm during rapid postural adjustments", J Physiol, 1997.12.1, 505(Pt2):539-48.
- Frank, C., Kobesova, A., Kolar, P., "DYNAMIC NEUROMUSCULAR STABILIZATION & SPORTS REHABILITATION", International Journal of Sports Physical Therapy, 2013.2, 8(1):62-73.
- Kobesova, A., et al., "Effects of shoulder girdle dynamic stabilization exercise on hand

muscle strength", Isokinetics and Exercise Science, 23(2015)21-32.

- Kolar, P., et al., "Postural function of the diaphragm in persons with and without chronic low back pain", J Orthop Sports Phys Ther, 2012.4, 42(4):352-62.

- Kobesova, A., Kolar, P., "Developmental kinesiology: Three levels of motor control in the assessment and treatment of the motor system", Journal of Bodywork & Movement Therapies(2013), xx, 1-11.

- Hodges, PW., Gandevia SC., "Changes in intra-abdominal pressure during postural and respiratory activation of the human diaphragm", J Appl Physiol(1985), 2000.9, 89(3):967-76.

- Son, MS., et al., "Effects of dynamic neuromuscular stabilization on diaphragm movement, postural control, balance and gait performance in cerebral palsy", NeuroRehabilitation. 2017, 41(4):739-746.

- Zajac, A., et al., "Central and Peripheral Fatigue During Resistance Exercise- A Critical Review", J Hum Kinet, 2015.12.30, 49:159-169.

- Pereira, VH., Campos, I., Sousa, N., "The role of autonomic nervous system in susceptibility and resilience to stress", Current Opinion in Behavioral Sciences, 2017.4, 102-107.

- Taylor, JL., et al., "Neural Contributions to Muscle Fatigue: From the Brain to the Muscle and Back Again", Med Sci Sports Exerc. Author manuscript; available in PMC 2017.11.1.

- Tanaka, M., et al., "Effect of mental fatigue on the central nervous system: an electroencephalography study", Behav Brain Funct, 2012, 8:48.

3장 | 스탠퍼드 스포츠의국이 16년간 실천하며 증명한 몸과 뇌를 최고의 상태로 바꾸는 법

- 일본 총무성 "노동력 조사", 2016.1.

- BLS(Bureau of Labor Statitics), LFS from the CPS, 2016.2.

- OECD.Stat, "Average annual hours actually worked per worker", 2016.9, http://stats.oecd.org/Index.aspx?DatasetCode=ANHRS

- Versey, NG., Halson, SL., Dawson, BT., "Water Immersion Recovery for Athletes: effect on exercise performance and practical recommendations", Sports Medicine, Nov, 43(11):1101-30.

- Hing, WA., et al., "Contrast therapy--a systematic review", Phys Ther Sport. 2008.8, 9(3):148-61.

- Higgins, TR., Greene, DA., Baker MK., "Effects of Cold Water Immersion and Contrast Water Therapy for Recovery From Team Sport: A Systematic Review and Meta-analysis", J Strength Cond Res, 2017.5, 31(5):1443-1460.

- Versey, N., Halson, S., Dawson, B., "Effect of contrast water therapy duration on recovery of cycling performance: a dose-response study", Eur J Appl Physiol, 2011.1, 111(1):37-46.

- Reyner, LA., and Horne, JA., "Sleep restriction and serving accuracy in performance tennis players, and effects of caffeine", Physiol Behav, 2013.8.15, 120:93-6.

- Cheri, DM., et al., "The Effects of Sleep Extension on the Athletic Performance of Collegiate Basketball Players", Sleep, 2011.7.1, 34(7):943-950.

- Milewski, MD., et al., "Chronic lack of sleep is associated with increased sports injuries in adolescent athletes", J Pediatr Orthop, 2014.3, 34(2): 129-33.

- Taylor, L., et al., "Sleep Medication and Athletic Performance-The Evidence for Practitioners and Future Research Directions", Front Physiol, 2016, 7:83.

- Potter, ML., Weiler, N., "Short Sleepers Are Four Times More Likely to Catch a Cold", UCSF, 2015.8.31, https://www.ucsf.edu/news/2015/08/131411/short-sleepers-are-four-times-more-likely-catch-cold

- Spiegel, K., et al., "Effects of poor and short sleep on glucose metabolism and obesity risk", Nat Rev Endocrinol, 2009.5, 5(5):253-261.

- Leproult, R., Cauter, VE., "Effect of 1 week of sleep restriction on testosterone levels in young healthy men", JAMA, 2011.6.1, 305(21): 2173-2174.

- Stanford MEDICINE, "Sedentary Behavior-Too much sitting appears to be a major health risk - or - get off your fatty acids", http://wockets.stanford.edu/sedentary_behavior.html

- Susan Scutti, "Yes, sitting too long can kill you, even if you exercise", CNN, https://edition.cnn.com/2017/09/11/health/sitting-increases-risk-of-death-study/index.html

- Owen, N., "Sedentary behavior: Understanding and influencing adults, prolonged sitting time", Prev Med, 2012, 55·535-539.

- 니시노 세이지, 《스탠퍼드식 최고의 수면법; 적게 자도 피곤하지 않은 90분 숙면의 기적》, 조해선 옮김, 북라이프, 2017.

4장 ㅣ 무엇을 먹느냐에 따라 '신체 능력'과 '회복력'이 달라진다!

- Alex Hutchinson, "The High-Fat Diet for Runners", Outside, https://www.outsideonline.com/1926266/high-fat-diet-runners

- Volek, JS., Noakes, T., Phinney, SD., "Rethinking fat as a fuel for endurance exercise", Eur J Sport Sci, 2015, 15(1):13-20.

- Nishitani, M., et al., "Novel Anti-Fatigue Compound: Imidazole Dipeptide", Japanese Journal of Complementary and Alternative Medicine, Volume 6(2009) Issue 3 Pages 123-129.

- Ernesto Pollitt, "RESEARCHERS FIND BREAKFAST CRITICAL TO PERFORMANCE", UCDAVIS HEALTH, 1995.9.19, https://www.ucdmc.ucdavis.edu/publish/news/newsroom/3052

- "疲労の正体", 〈週刊ダイヤモンド〉, 2016.11.12, 제104권 44호.

- Elaine N. Marieb, 《핵심 인체구조와 기능》, 최명애 외 14인 옮김, 계축문화사, 2006.

5장 | 평생 활력 있는 삶을 위한 바른 자세와 마인드셋

- G. Gregory Haff, N. Travis Triplett, 《NSCA-CPT, CSCS 대비 트레이닝의 정수》, 임완기 외 28인 옮김, NSCA Korea, 2018.

- William, DM., Frank, IK., Victor, LK., "Exercise Physiology: Nutrition, Energy, and Human Performance, International Edition", Lippincott Williams & Wilkins, 2014.

- H. Craig Heller, Dennis A. Grahn, "Enhancing Thermal Exchange in Humans and Practical Applications", DISRUPTIVE SCIENCE AND TECHNOLOGY, Volume1, Number1, 2012.

- Janda, V., "On the concept of postural muscles and posture in man", Aust J Physiother, 1983.6, 29(3):83-4.

- Phil Page, Clare C. Frank, Robert Lardner, 《얀다의 근육 불균형의 평가와 치료》, 유승헌 옮김, 영문출판사, 2012.

- Shirley Sahrmann and Associates, "MOVEMENT SYSTEM IMPAIRMENT SYNDROMES of the Extremities, Cervical and Thoracic Spines", Mosby, 2010.

- Shirley Sahrmann, 《운동손상 증후군의 진단과 치료》, 권오윤 외 2인 옮김, 학지사메디컬, 2005.

- Kyndall, LB., "CLINICAL APPLICATION OF THE RIGHT SIDELYING RESPIRATORY LEFT ADDUCTOR PULL BACK EXERCISE", International Journal of Sports Physical Therapy, 2013.6, 8(3):349-358.

- 캐럴 드웩, 《마인드셋; 스탠퍼드 인간 성장 프로젝트 원하는 것을 이루는 태도의 힘》, 김준수 옮김, 스몰빅라이프, 2017.

- 이언 레슬리, 《큐리어스; 인간의 네 번째 본능 호기심의 모든 것》, 김승진 옮김, 을유문화사, 2014.

- 톰 켈리, 데이비드 켈리, 《유쾌한 크리에이티브》, 박종성 옮김, 청림출판, 2014.

- Moser, JS., et al., "Mind your errors: evidence for a neural mechanism linking growth mind-set to adaptive posterror adjustments", Psychol Sci, 2011.12, 22(12):1484-9.

- 앤절라 더크워스, 《그릿; IQ, 재능, 환경을 뛰어넘는 열정적 끈기의 힘》, 김미정 옮김, 비즈니스북스, 2016.

옮긴이 조해선

경희대학교에서 국어국문학 및 언론정보학을 전공했다. 금융회사 CS분야에서 일하다가 바른번역 아카데미에서 일본어 출판번역 과정 수료 후 현재는 일본도서 기획과 번역에 힘쓰고 있다. 평범한 일상이 작은 실천을 통해 더욱 활기차고 건강해질 수 있다는 믿음을 전달하는 책을 번역하게 되어 반갑다. 옮긴 책으로는 《스탠퍼드식 최고의 수면법》《혼자서 공부해봤니?》《백년 두뇌》 등이 있다.

스탠퍼드식
최고의피로회복법

펴낸날 초판 1쇄 2019년 1월 15일 | 초판 7쇄 2024년 2월 20일

지은이 야마다 도모오
옮긴이 조해선

펴낸이 임호준
출판 팀장 정영주
편집 김은정 조유진 김경애
디자인 김지혜 | **마케팅** 길보민 정서진
경영지원 박석호 유태호 신혜지 최단비 김현빈

인쇄 (주)웰컴피앤피

펴낸곳 비타북스 | **발행처** (주)헬스조선 | **출판등록** 제2-4324호 2006년 1월 12일
주소 서울특별시 중구 세종대로 21길 30 | **전화** (02) 724-7664 | **팩스** (02) 722-9339
인스타그램 @vitabooks_official | **포스트** post.naver.com/vita_books | **블로그** blog.naver.com/vita_books

ISBN 979-11-5846-276-5   13510

비타북스는 독자 여러분의 책에 대한 아이디어와 원고 투고를 기다리고 있습니다.
책 출간을 원하시는 분은 이메일 vbook@chosun.com으로 간단한 개요와 취지, 연락처 등을 보내주세요.

비타북스는 건강한 몸과 아름다운 삶을 생각하는 (주)헬스조선의 출판 브랜드입니다.